食は薬なり

―「漢方的」食のすすめ―

薬系漢方家
須藤　朝代

金壽堂出版

本書読者の皆様へ

このたびは本書をご購読いただき誠にありがとうございます。

小社発行の『食は薬なり』は、平成23年3月に刊行された『あなたの病気治りますよ』に加筆、修正を加え、新装版として改題し刊行したものです。

忍冬の会発行・平成26年2月から小社発売の『あなたの病気治りますよ』は、平成25年3月に刊行された『食は薬なり』の元版で、メディカルユーコンより発売されていたものです。

平成26年2月　　金壽堂出版

はじめに

平成二十三年に「あなたの病気治りますよ」（忍冬の会発行）を出版して二年が経ちました。その間多くの読者から天然塩や、一日の水分の摂取量などの数々のご質問を頂き、また、長年にわたる病気で苦しまれている方からのお手紙も頂きました。それらのほとんどがご高齢の方からでした。しかし現代社会では、若くて体の不調で悩んでいらっしゃる方が多くなってきています。若い方は車に例えますと新車の状態ですから、本来は病から縁遠いはずです。ですが突発性難聴、壮年性脱毛症（若ハゲ）、不登校、不出社などの気鬱症状が社会問題になるほど増大しています。それに対して現代医学では医療効果が上げられていません。西洋医学では治せない病気が増えてきています。そのために若い方にも是非お読み頂けますように現代の話題性のある病気の治し方を加筆して二冊目を上梓致しました。

人類五十万年の歴史を辿っても人体は何も変わっていません。頭は一つ、心臓も一つです。五臓六腑が七臓八腑に進化したというそんな人間が誕生した話を聞いたことなどはありません。また、人間は口から入れた食物によって人体を構成する六〇兆個の細胞の命を維持しています。言いかえれば、人体は食物の化身なのです。私は漢方医学の治療の物差しの一つであります〝陰陽五行論〟に則った食養生をご指導することで治療効果を上げています。ビタミンやカロリーなどの狭義の食養生ではなく、自然の巡りに合わせ季節ごとに収穫される地の恵みを、五臓六腑の傷んだ部分が必要としている味を、必要としている量を、一人一人の患者様にご指導し、召し上がって頂く事で治療効果を上げています。第一作目の本の題名を「あなたの病気治りますよ」と致しましたのも、その確信があったからです。西洋医学が求めるエビデンス（科学的根拠）はお示しできませんが、実際に元気になられた患者様たちの笑顔が何よりの証《あかし》であります。どうぞこの本を読んで須藤式漢方治療の基礎を身につけ、食の養生法を応用して頂きたいと思います。一生涯あなたの心身を健やかに正していく上で必ず役立つものと確信しています。

もくじ

塩と鹹《しお》の話

食養生のすすめ

あとがき

カバー・表紙絵　樋上千哲
本文カット　　吉岡綾乃

漢方医学の方程式

なぜ須藤式というのか

　ひとくちに漢方治療と申しましても方法論に違いがあります。ちょうど富士山の頂上を極めるのに、いくつかのルートがあるのと同じです。その上、各医療者は患者様の病状に合わせて微妙に薬量を変えたり、薬を加えたり引いたりと変化させます。ですから漢方系の医師の数だけ、薬剤師の数だけ異なる治療方法があるといっても過言ではありません。

　それに加えて、漢方医薬学の聖典ともいわれる『黄帝内経《こうていだいけい》素問《そもん》・霊枢《れいすう》』をはじめ、治療方法論を記した『傷寒論《しょうかんろん》』『金匱要略《きんきようりゃく》』、あるいは本草学として有名な『神農本草経《しんのうほんぞうきょう》』といった代表的な古典があります。原文を読み解くだけでは複雑な人間の治療者にはなり得ません。立派な漢方家につき、お教えを頂くことが最短の学習方法です。私の場合、たまたま目に止まったのが、あるカルチャーセンターで開かれていた漢方講座でした。その講師をつとめておられたのが、渡邊武《わたなべたけし》という先生です。

運命の出会いだったと思います。三十数年前のことです。

漢方医学は時代と共に依拠する古典の違いによって後世派《ごせいは》、古方派《こほうは》、折衷《せっちゅう》派《は》の三つの流れに大別されます。渡邊先生は、漢方の治療書である『傷寒論』の考えを大切にし、原点に回帰しようという古方派を継承されています。とくに東洋医学における陰陽《いんよう》五行《ごぎょう》論《ろん》を基礎とした〈五味《ごみ》の調和〉ということを強く提唱された方です。

私の治療法は、その先生から学び受け継いだ古方派の大樹の幹に、新たな枝を伸ばし、葉を繁らすように、薬系漢方家として三十年近く、多くの患者様たちの体を通して学んだ経験から私自身が導き出した、いわば〝私流〟です。

他の漢方系の医師・薬剤師の方々も、それぞれが〝自分流〟を編み出して投薬・治療に当たっておられますので、これから順々にお話ししていく〝私流〟の治療法は、あくまでも須藤流であり、須藤式。そう呼ぶことで他との違いを区別することにいたします。

なぜ須藤式というのか、大まかなところを納得して頂いた上で、話を進めます。

まず覚えて下さい〈五味《ごみ》の調和〉

前記のとおり、私の漢方治療は渡邊武先生から学び受け継いだ理論、〈五味の調和〉に則った正しい食養生をご指導し、実践して頂くことを根幹としています。

その根っこにあるのは、薬食同源《やくしょくどうげん》という考え方です。これはとても重要なことですので後でも触れることになりますが、簡単にいえば食と薬は車の両輪、〝食〟と〝薬〟の人体に及ぼす影響は同じである、という漢方ならではの考え方です。

そのことを端的に表現しているのが、丹波康頼《たんばやすより》が著した『医心方《いしんぽう》』、これは国宝として京都の仁和寺《にんなじ》に所蔵されていて、その食養篇五穀の部に、次のような言葉があります。

五穀《ごこく》、五畜《ごちく》、五菓《ごか》、五葉《ごよう》、之《これ》を用《もち》いて飢《う》えを充《あ》つるときは、則《すなわ》ち之《これ》を食《しょく》と謂《い》い、その病《やまい》を療《りょう》するときは、則《すなわ》ち之《これ》を薬《やく》と謂《い》う。

例を挙げて説明しますと、たとえば食として頂く胡麻《ごま》、蜂蜜《はちみつ》はそのまま同じ読みをしますが、生姜《しょうが》、赤小豆《あずき》、葛《くず》、糯米《もちごめ》は、それぞれ薬として用いるとき、生姜《ショウキョウ》、赤小豆《セキショウズ》、葛根《カッコン》、硬米《コウベイ》と呼び名は変わります。ですが元は同じものです。車の両輪にたとえる意味も頷《うなず》けると思います。

〈五味の調和〉というのは、その薬食同源、食即《イコール》薬という考え方と、陰陽五行論というしっかりした土台の上に結実した理論で、体の病んだ部分だけでなく、人体をトータル的に見ていく東洋医学独自の基本理念であり、古来より伝承されてきたものです。

その考え方をさらに深め、発展させて整理し、きちっと系統立てて図にして示されたのが、渡邊先生なのでは、と考えております。

「まずこの図を頭に叩き込め」と言われ、先生の弟子は皆、いつでもどこでも空《くう》で書けるようになるまで繰り返し繰り返し、何度でも書き写させられたものです。

それほど重要な図であり、〈五味の調和〉に則ったバランスの良い食事をしていればまず健康。健康を害するのはアンバランスな食生活を続けてきた証拠。だから一時期、食を助ける薬を取り入れて体の歪《ひず》みを正しましょう、回復してきたら徐々に薬を外《はず》していって、バランスのとれた食生活に戻し、生涯健康に暮らしましょう——というのが、須藤式漢方治療の眼目です。

といっても、初めて〈五味の調和〉図（巻末折込み参照）を見た方は、何がどうなっているのかわからないと思います。何度見てもよくわからない、あるいは理屈はわかるけれど身につかない、という方もあるかも知れません。

そういう方たちのために、ぜひお役に立ちたいと願ってこの本を書くことにしたのですから安心して下さい。「食養生のすすめ」の章でもっとわかりやすく具体的に後述しますので、ここではまず〈五味の調和〉という言葉をキーワードとして覚えておいて下さい。

漢方は確かな未来医学である

一般にアジア圏の伝統医学をひと括《くく》りにして東洋医学と称していますが、インドにはアーユルベーダ医学、チベットにチベット医学、中国に中医学、韓国に韓医学、そして日本には漢方医学が今に伝えられています。

知られるように、もともと漢方は三千年の昔、中国で体系化され成立した医学です。日本には奈良時代、鑑真《がんじん》和上《わじょう》によって仏経の戒律と共に将来《しょうらい》されたといわれています。

その漢方医薬学が日本独自の発達を遂げ、ほぼ体系が整い、現在のような処方の確立をみたのは江戸時代です。一方でオランダ医学が入って来て、蘭学として脚光を浴びる一面もありましたが、医療の本流は、あくまでも漢方でした。その流れが一変したのが明治時代です。西洋に追いつけ追い越せという風潮は医療界にまで及び、新政府はドイツ医学を導入し、同時に漢方医学は切り捨てられてしまいました。

以後、およそ百五十年、日本の国は西洋医学一辺倒で今日に至っているわけです。

そんな中でも漢方医薬学は、体に安心安全な治療を求める方々と、それに応《こた》えようとする薬剤師と、一部の心ある医師を中心とした漢方家の情熱に支えられて、細いひとすじの流れでしたが、確実に平成の現代まで継承されてきたのです。

江戸時代に活躍した漢方家、吉益東洞《よしますとうどう》はその著『難病配剤録《なんびょうはいざいろく》』の序に、「雲の如く集まる難治の病者」に対する薬方を述べた文に続いて、「漢より今に至る二千年の医事は異なる事がない」と記しています。

また、渡邊武先生のお師匠さんであり、昭和二十三年に正倉院薬物の第一調査団団長をつとめられた朝比奈雷軒《あさひならいけん》という方は、次のような言葉を軸にして残されています。

薬性《やくしょう》を擇《えら》び、能《よ》く古人《こじん》の規矩《きく》に従《したが》えば、何《なん》の病《やまい》も治《なお》せざらんや。

この軸は師から弟子へ、朝比奈先生から渡邊先生に贈られ、渡邊先生から私ども弟子へ、同じ言葉を染め抜いた布にして頂戴しました。原文は「擇薬性能従古人之規矩則何病不治」と、漢文でしたためられています。

一時期、私もこの言葉を疑い、「何の病も治せざらんや」とは少々、誇大表現では、と思ったこともありました。しかし、それは私の未熟ゆえであって、臨床家として経験を積んでいくにつれて、この言葉の正しさが実感できました。今では私の座右の銘三本柱の一つです。

先人の言葉をもっとわかりやすくいえば、江戸の吉益東洞は、どんな難病の人に対しても、「病の治し方は二千年の昔から変わらない」と言い、昭和の朝比奈先生は、薬性を選び古人の教えに従って治療すれば、「どんな病気も治せないことはない」と言われているのです。病気で苦しむ方にとって、これほど力強く安心できる言葉はないと思います。

その言葉のとおり、平成の現代においても漢方医薬学で使用される薬は、大方二千年の昔と同じ薬です。西洋薬のように日進月歩の勢いで開発されては消えていく泡沫《うたかた》のようなものではありません。だから古い過去の医学だと決めつけるのは誤りです。

過去三千年の昔からご先祖様の人体を通して、間違いのないものだけが伝えられてきた医学ですから、未来へも伝承されていくわけで、漢方は安全で確かな未来医学なのです。

私は歴史に裏打ちされたものしか信じませんし、自他共に認める漢方大好き人間です。漢方の長大な歴史の流れの、たとえ一滴《ひとしずく》であっても、そのことに力強い誇りと大きな責務を感じています。

人体を見つめる陰陽五行論《いんようごぎょうろん》

少し難しい話に入っていきますが、先に触れた〈五味《ごみ》の調和〉につながっていく大切な理論ですので、わからなくても真理として、方程式としてそのまま受け取って下さい。

漢方医薬学の原理原則は、人体を陰陽五行でみていこうとするところにあります。それは自然界に対しても同様で、すべてを陰と陽の二極に分けて考えます。

その前提として、自然界を大宇宙、人体を小宇宙ととらえ、大宇宙と小宇宙の調和《バランス》が崩れたとき、不調和《アンバランス》なところに病《やまい》が生じると考えます。

リウマチや関節を患《わずら》っている方や、アトピー性皮膚炎の方、喘息の方が低気圧が近付いて湿度が高くなると、いち早く痛みを感じたり、症状が悪化するのも、大宇宙である天の影響を受けて生きている証《あかし》です。

乾燥したヨーロッパ大陸と、海に囲まれた湿潤な日本とは、風土がかなり異なります。日本の中でも太平洋側と日本海側、また北の北海道と南の九州・沖縄とでは自然環境は大きく変わります。大宇宙の人体に及ぼす影響は少なくありません。

私は四国の高知に生まれ、結婚後、主人の赴任に伴って北陸各県から、今は京都と、風土の異なる各地で暮らした経験があります、また渡邊先生主催の研修旅行に殆ど欠かさず同行し、年に何回かアジア圏、アメリカ大陸やヨーロッパ各国を実際に巡って来ました。その結果、その土地その土地の気候風土の違いによって、その土地、その国独自の伝統文化が生まれ、一番に日々の〝食〟

に違いが表われるということを強く実感しました。

ところが現代の日本人の食生活は、どこの国のものかわからないほど食材は豊かであり、季節はずれの野菜や果実が流通し、調理法も多様多彩で無国籍化・無季節化しています。

私は、それを大変な問題だと考えています。なぜ問題なのか、具体的に詳しくお話しする前に、もう少し陰陽五行論の理論に絞って説明を加えておきます。

繰り返しますが、漢方医薬学では自然界を大宇宙、人体を小宇宙ととらえ、すべてを相対的に陰・陽に分けて考えます。

ちなみに自然界の陰陽でいえば天は陽、地は陰。太陽は陽、月は陰。夏と春は陽で、冬と秋は陰となります。

人体の陰陽でいうなら心臓は陽で、肺は陰。背は陽、腹は陰。上半身は陽、下半身は陰というように、こと細かく陰と陽とに二分されます。ここでは須藤式漢方で、とくに大切なものを代表として表にまとめておきました。

一方、五行論というのは、人体を含む自然界のものすべては木・火・土・金・水という五つの要素で構成されているという考え方です。

その基本理論に立って、味も五つ、人体も五臓《ごぞう》・五腑《ごふ》・五竅《ごきょう》・五主《ごしゅ》・五色《ごしき》と

自然界の陰陽

陽	陰
温・熱	涼・寒
春・夏	秋・冬
朝・昼	夕・夜
東・南	西・北
天	地
上	下
表	裏
外	内
左	右
青・赤	黒・白
火	水
乾	湿
軟	堅
動物	植物

人体の陰陽

陽	陰
熱	寒
頭・上肢	下肢
血	水
乾	湿
軟	堅
上半身	下半身
左上半身	右上半身
右下半身	左下半身
背	腹
表	裏
外	内
肝・心	肺・腎
実	虚
男	女

〔参考:渡邊武著『平成薬証論』〕

五行の配当表

五行	五臓	五腑	五竅	五主	五支	五季	五方	五色	五味	五志
木性	肝	胆	目	筋	爪	春	東	青	酸	怒
火性	心	小腸	舌	血脈	毛（面色）	夏	南	赤	苦	喜（笑）
土性	脾	胃	口	肌肉	乳（唇）	土用	中央	黄	甘	思（慮）
金性	肺	大腸	鼻	皮	息	秋	西	白	辛	悲（憂）
水性	腎	膀胱	耳	骨	髪	冬	北	黒	鹹	恐（驚）

〔出典『黄帝内経素問』〕

分類し、薬方や食養生の指針と成してきたわけです。

参考のため、五行の配当表も掲示しておきます。この表は古典中の古典『黄《こう》帝内経素問《ていだいけいそもん》』を出典としています。

渡邊武先生の〈五味の調和〉図は、こういう長い歴史と確かな理論の上に、人体にとって大切な食材をプラスして考案されたもので、応用すればするほど、いかに工夫して図示されたものであるかよくわかります。

体のどこが傷《いた》むのか

おさらいをしておきますと、漢方医薬学が哲学的・経験的であるのに対して、現代医学は科学的・分析的です。用いる薬も漢方医薬学は天然薬、現代医学は殆ど化学合成薬という違いがあります。

ここまでは大方ご承知のことでしょうが、決定的に違うのは、漢方医薬学はどんな症状に対しても、常に人体を全体《トータル》的にみて治療に当たりますが、現代医学は部分的です。局所治療であり、患部だけしか診《み》ません。

そのことは常識化されていて、目が痛めば眼科、胃に不快を覚えたら胃腸科、骨折したら外科、心臓が悪ければ循環器科へと、当然のように皆様も専門病院を選んでいます。それが現代医学は部分的だということの何よりの証拠です。

　漢方医薬学はそうではありません。先にも述べたように、漢方は人体を小宇宙として考え、自然界の大宇宙との調和《バランス》が崩れたために生じる体の歪《ひず》みを正していく医学です。検査機器を使用せず、その方の全体を見て、症状を聞き、こちらからもいろいろ尋ねて病因をさぐり、体のバランスを平《へい》に戻し、治療効果を上げる医学です。そのおかげで、薬剤師の私も

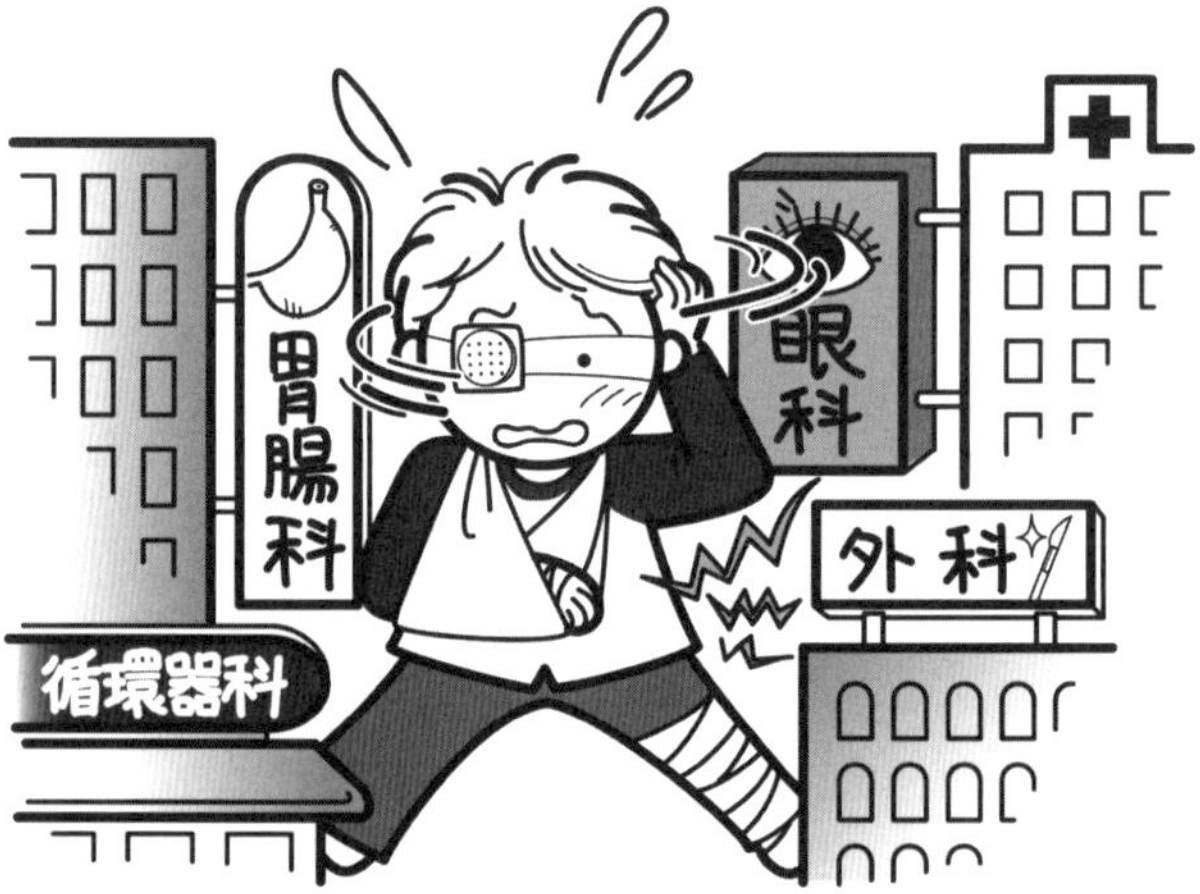

臨床家として治療できる分野が大きく残されているわけです。

それはともかく、漢方医薬学では古来より、体のどこが傷《いた》むのか、人体を大きく三つに分けて考えます。

一つは表《ひょう》。体全体の目に見える表面です。そこに表われる症状を表《ひょう》の病《やまい》といいます。

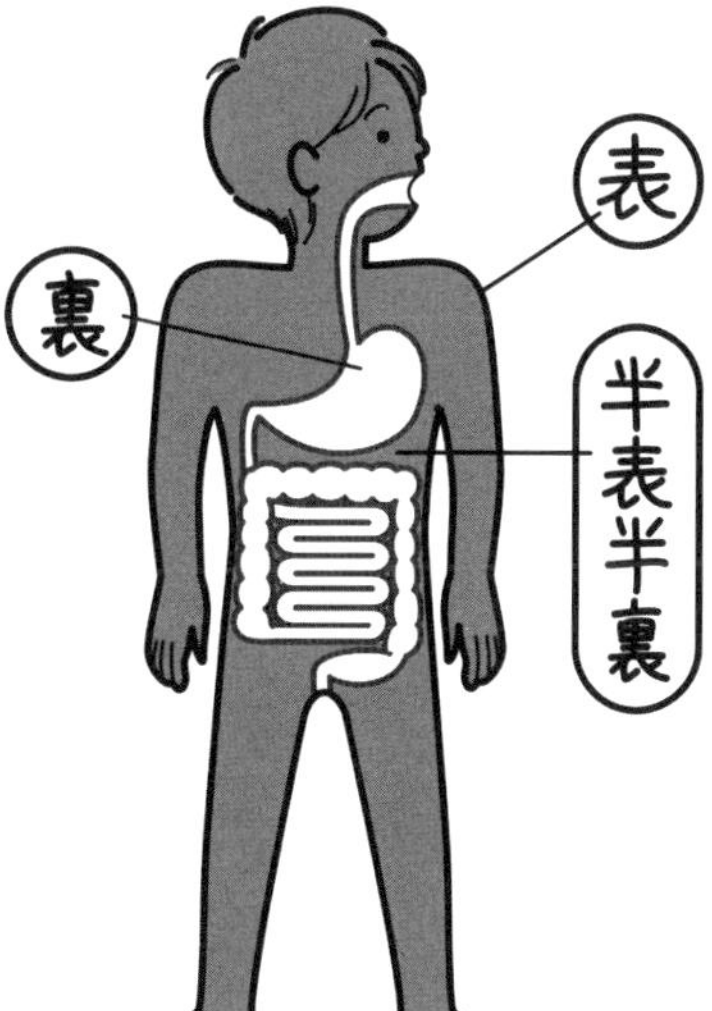

一つは裏《り》。口から食道・胃・小腸・大腸・直腸を経て肛門に至る長い一本の筒っぽを表《ひょう》に対する裏《り》とみます。そこに出来るすべての病気を裏《り》の病《やまい》といいます。

もう一つは半表半裏《はんぴょうはんり》。表《ひょう》でもない裏《り》でもない、表《ひょう》と裏《り》の中間にある心臓・肝臓・腎臓・脾臓や肺臓といった大切な臓器がある場所です。そこに生じる病気が半表半裏《はんぴょうはんり》の病です。また、これは病の始まりから難治に至る病の順序を表わしています。急性的な陽病の太陽病→少陽病→陽明病から慢性的な陰病の少陰病→太陰病→厥陰病となって病は進んでいきます。

病気はすべてこの三つ、人体の表《ひょう》・裏《り》・半表半裏《はんぴょうはんり》と分類したところに生じます。

同じ表《ひょう》の位置の病気でも、陽病の表か陰病の表かによって治療は異なります。そこが難しいところです。陽病で表の症状なら生姜《しょうが》湯・卵酒・サウナなどで汗を出して病の原因になっている余分の水分を皮膚から追い出します。反対に陰病の方は日常的に夏でも冷えて汗もかけない体の弱い方ですので、陰病で表の症状なら汗をかかすことは大変体力を消耗し、心臓の負担になり、かえって病を悪化させます。このような方々は水分を極力ひかえ、温かい鹹味《しおあじ》の効いたオジヤなどを食べ、時間

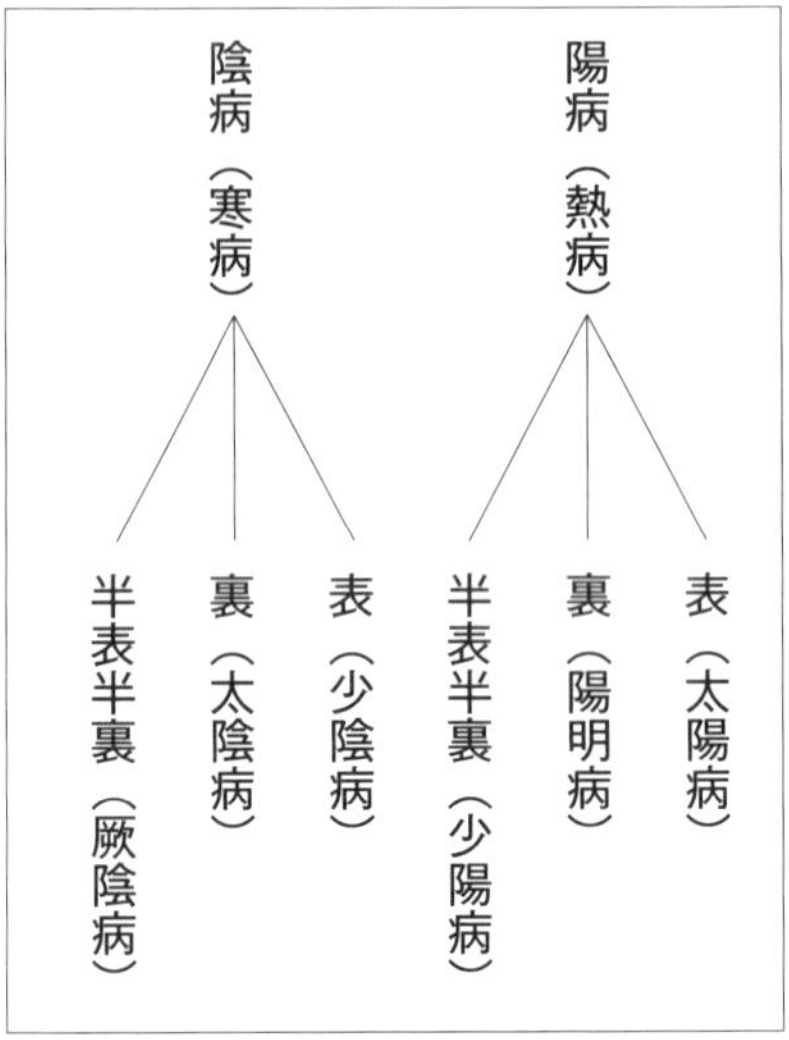

をかけて治していきます。

一般にもよく言われるように、〝頭寒足熱《ずかんそくねつ》〟を心掛けていれば健康ですが、逆に〝頭熱足寒《ずねつそっかん》〟になると寒熱が合わず不調和《アンバランス》ゆえに、必ず体のどこかに不快な症状が表われることになります。

もちろん、表《ひょう》にだけとどまって表われる症状は軽く、半表半裏《はんぴょうはんり》に入り込むと厄介な病気になるのは、おわかりのとおりです。

なぜ病気になるのか

漢方医薬学はシンプルです。なぜ病気になるのか、病気の主な原因を七つに分けます。気《き》・血《けつ》・水《すい》・気血・気水・水血・気血水です。

気の流れ、血の流れ、水の流れがスムーズに循環していれば健康体です。その流れがどこかで滞《とどこお》ると病体になります。自然界でも流れないものは腐っていきます。

それを漢方では気滞証《きたいしょう》・血滞証《けったいしょう》・水滞証《すいたいしょう》といい、さらに症状がすすむと気血《きけつ》滞証《たいしょう》・気水滞証《きすいたいしょう》・水血滞証《すいけつたいしょう》・気血水滞証《きけつすいたいしょう》という複合したかたちになり、この七つが根本的な病因であると考えます。

昔から「病《やまい》は気から」とよく言われますが、まさにそのとおりです。大いに「気を吐く」のは良ろしいが、「気が重い」「気が滅入る」「気が沈む」ということになると、気力が劣えて、精神面だけでなく本当に体の病気を引き起こしてしまいます。

今日、しきりに「ストレスをためないように」と言われるのも、それは気滞に相通じるものだと思います。

気が滞ると気の病、血が滞ると血の病、水が滞ると水の病というように、漢方医薬学は単純明快です。それでいて現代医学でつけられた病名の病気が、すべてその気・血・水の七つの病因に集約されるのですから、本当？と首をかしげたくなるのも当然かも知れません。

でも本当です。不思議でも何でもありません。なぜなら現代医学は病名医学であり、対症治療しか成し得ませんが、漢方医薬学は病態医学であり、根本治療（本治療）をめざしているからです。

病名医学と病態医学

病気というのは字の如く、「気《き》が病《や》む」ことから生じます。陰陽でいえば陽《よう》気《き》・陰気《いんき》の陰に傾くことです。

反対に陽に傾くが故の病気ももちろんあるわけですが、湿度の高い日本では割合としては少ないです。陽性《ようしょう》の場合、日常的には病《やまい》と縁遠くて結構ではありますが、無理を重ねると突然、大木がポキッと折れるように、アッという間にあの世行きになりやすいタイプです。日頃はグズグズと不快を訴えません。

このような陽性《ようしょう》の方は、たとえば風邪を引いたとき、病院で処方される合成薬を服《の》んでも、手っとり早く市販の風邪薬を服んでも、本当は体にその害が出ているのですが、へこたれません。言い換えますと、薬など服まなくても放っておいても自然に治ったかも知れないタイプです。なぜなら風邪は陰《いん》の病ですから、陽の方は寒熱がマイナスとプラスですぐ平《へい》になれるからです。

ただ風邪を引いて熱でも出ようものなら誰だって速《すみや》かに治したいし、社会通念からいっても買い置きの市販の風邪薬を服んだりするわけで、陽性《ようしょう》の方は薬害をものともせず、それを修復する能力がある、その方自身の五臓が治しきるわけです。

若い方にそういう例が多いのも、陰陽でいうならば「若さ」は陽、「老い」は陰だからです。

問題は、陰性《いんしょう》の方です。高齢の方もそうですし、もともと虚弱体質の方、あるいは風邪薬一錠服んだだけでも胃腸の具合が悪くなって、風邪は治ったもののその後の体調が今一つという方、相当いらっしゃると思います。

たとえばそういう方に対して、現代医学ではマニュアルどおりの風邪薬を処方し、胃腸が弱いのなら胃腸薬もプラスしますし、血圧も高いとわかると血圧降下剤も加わって、ついでに関節の痛み止め、寝つきが悪ければ睡眠導入剤ということになって、薬袋をいっぱい抱えて帰ることになります。

わかりやすくたとえれば、これが病名医学です。人体を部分的にみて各症状ごとに対応し、薬を処方する対症治療です。現代医学の特徴です。

一方、漢方の特質は病態医学です。とくに陰性《いんしょう》の病気は漢方の得意とするところです。風邪という病気一つをとってみても、その方の体質（証《しょう》）の違いに応じた漢方薬が多数用意されていますし、また漢方医薬学は、長引く風邪症状には陰性《いんしょう》の体質そのものを根本的に正していきつつ風邪の症状も治していく治療方法もあります。これを本治療といいます。

余分な水は病気の巣窟

では、陽気なら良しなのかというと、そうとばかりは言えないのが難しいところで、陽に傾き過ぎると、肝臓や陽の王様といわれる心臓に異状が出やすく、大事《おおごと》になりかねません。

陽気であれ、陰気であれ、一方に傾くことが良ろしくないのであって、ベストは平気《へいき》。「私は平気よ」とか「平気の平左」などと日常よく使う言葉ですが、漢方でいうところの平気は、気が平《たいら》であることを意味します。

陽にも傾かず、陰にも傾かず、いつも平《へい》であるように心身を正しく整えておけば歪《ひず》みはなく、まず病気はいたしません。

ところが、現代医学がこれほど進歩しても病気は一向に減りません。減らないどころか、かつてなかった病名がどんどん増えていく一方です。なぜでしょう。

答えは簡単、余分な水が体内に溜《た》まるからです。

山河が多く高温多湿の日本国では自然界でも治水が重要であるように、人体においても治水が大変重要です。とくに現代の日本人は摂取する水分量が多く、スムーズに水が捌《さば》ききれていません。

摂《と》り過ぎた水は大小便として排泄しきれなければ、基本的に大腸、そして胃に溜まり、腸内停水《ちょうないていすい》・胃内停水《いないていすい》といって、すでに水毒症状の始まりです。

人間には九竅《きゅうきょう》といって九つの穴があり、下の二つの穴から大小便として出しきれない余分な水は上の七つの穴と皮膚から水分代謝をし始めます。目から出ると目ヤニ、鼻からは鼻汁、耳からは耳漼《みみだ》れ、口から涎《よだれ》や欠伸《あくび》、咳《せき》、痰《たん》というように、かたちを変えて水分代謝をします。その状態が長引くと眼炎や鼻炎、中耳炎を引き起こしたり、湿疹、アトピー性皮膚炎などを引き起こします。目まいを伴うつらいメニエール病も原因は同じです。

胃内停水の水毒症状を解消しなければ、健康な〝頭寒足熱〟の逆の〝頭熱足寒〟になって、首から上に病《やまい》が発症します。それが慢性化すると蓄膿症、不眠症にもなり、さらにひどくなれば眼底出血や脳内出血が生じるかも知れません。余分な水はそれほど怖いものです。病気の巣窟であると承知して下さい。

ただし余分な水といっても百cc、二百cc、あるいはコップ一杯ほどの量を指しているのではありません。確かに腸内停水・胃内停水の場合ならそのぐらいの量になるかもわかりませんが、鼻水を溜めてみた経験あるでしょうか。

鼻水であれ耳漏れであれ、出てくる液体はほんのわずかです。たとえ一ccのわずかな水であっても偏《かたよ》ってその部分に存在すると悪さをする。耳に偏在《へんざい》すると耳炎になり、鼻に偏在すると鼻炎になります。

このような水滞症状はどうして生じるのでしょう。

それは大方、多飲や甘味過食ゆえに体内の塩類濃度が低くなったからです。『黄帝内経素問《こうていだいけいそもん》』に〝腎の終始〟という言葉がありますように、健康体では〇・九％である塩類濃度が低くなると腎は正常に働かなくなり、頭寒足熱の逆になります。すると、ますます水は小便で出なくなります。それが水滞症状の大方の図式です。

平成の時代になり、肉の多食、甘味の多食の上に、血液を作る材料となる緑色野菜の不足のために血液が粘性を帯びてきて四μ《ミクロン》という髪の毛より細い血管、いわゆる毛細血管内をスルスルと血液が流れなくなる方が多くなりました。

全身に網状に分布する毛細血管は、全血管の九〇％以上も占めています。その毛細血管を通して全身くまなくサラサラと血液が循環していれば問題なしですが、血管のどこかで血が滞ると、それが瘀血《おけつ》傾向となります。

瘀血の定義は大変難しいのですが、簡単にいえば血液の粘性が高くなり、その結果、血液中の赤血球の変形能力が悪くなり、微小循環の部分が流れにくくなった状態を指すこともあります。

ちなみに正常な赤血球が変形能力を発揮して四、五μ《ミクロン》の細い血管でもスムーズに流れる、その様子が最近の画像診断装置の進歩で目に見えるようになっています。

血液は人間の生命を支える重要な物質であり、血液なくして人間は生きられません。その大切な血液が汚れたり、滞ったり、固まりやすくなってサラサラと流れなくなると、体のあちこちに不調をもたらす元凶になってしまいます。そういうゴミのような、ヘドロのような、体に害を及ぼす血液状態を、漢方では瘀血傾向であると考えます。

口から食べたものが消化され、さまざまな栄養となって酸素と共に血液の流れに乗って全身を巡る、その過程で瘀血が存在すると進路をふさいでいるような状態ですので、まず水が捌《さば》けなくなります。そうすると頭寒足熱の逆の流れになり、ますます水は捌けなくなり水毒症状を引き起こすことになって、それがまた病気の元となり、歪《ひず》みがさらに大きく助長されます。

右肩が凝る、左膝が痛い場合、基本的には水剤《すいざい》を使用し、鹹味《しおあじ》・辛味の食材を多食することで解消しますが、瘀血の少ない子供以外は、瘀血剤で瘀血の処理をしながらでなければ水滞症状は解消しません。本来、気《き》・血《けつ》・水《すい》は密接につながっていますから、たとえ瘀血があっても、これに「気が病む」という前提がなければ、体に不都合は起こりません。たとえひどい歪みがあっても常にアクティブに前向きに、陰気に傾くことなく活動していれば健康体でいられます。

ここまでお話ししたことを箇条書きにして整理しておきましょう。

- 病気の内因は気が病むこと。つまり陰に傾くことから始まる。
- 陰に傾くとは、飲食で摂取した水が大小便二つの穴からスムーズに排泄できなくなり、また皮膚より発散できないために余分の水が滞ることである。

・水が滞るのは腎・膀胱経の働きを助ける鹹味と飲水とのアンバランス、甘味と鹹味とのアンバランス、大方は鹹不足のためである。
・滞った水は体質的に弱い部分に偏在する。
・余分の水が偏在するのは、多くは血の滞り、つまり瘀血があるためである。

ということであり、だから病気の原因を取り除くためには、漢方薬でまず瘀血を処理し、そして飲食と鹹味のバランスをとって手掌《しゅしょう》が乾いた状態を維持することです。いわゆる体液の塩類濃度を〇・九％に保つことが大切なのです。これは大変重要なことなので、次章「塩と鹹《しお》の話」でさらに詳しく説明いたしますが、漢方薬の五苓散《ゴレイサン》やヨクイニンのような余分の水を捌く薬も鹹味が不足していますと、利水効果が半減します。

いずれにしろ、基本的に薬の助けを借りなくてもいいのであれば、誰にとってもそのほうがベストであるはずです。鹹味を足してバランスをとるか、または水分をひかえて人体の塩類バランスをとるか、どちらかを選ぶとするなら、安全な引き算にしましょうよ、ということで、水飲み健康法が蔓延《まんえん》している世に、あえて私は提唱します。水をひかえましょう――と。

水と瘀血《おけつ》はいたちごっこ

水は病気の元ですよ、だから水をひかえましょう――というと、エッと驚く方が殆どであろうと思います。それほど水飲み健康法が日本中に浸透していることが、今回この本を出版するきっかけの一つになっています。

漢方では全く逆の考え方をしますし、理論的に正しいと納得して頂くためにも、もう少し水と瘀血の話をしておきます。

人間の体は血液が運ぶ酸素や栄養によっていきいきと保たれています。その血液の流れが悪くなると、酸欠や栄養不足となり、内臓や脳の働きを悪くし、肩凝りや筋肉痛の原因ともなります。さらにその傾向がひどくなると、極端な場合、血管をふさぎ、血液の流れを止めて狭心症や脳梗塞などを引き起こしかねません。

また手足の指先や眼、歯茎、肛門は、とくに毛細血管が毛糸玉のように集まったところです。そういう複雑にからんだ細い細い血管の中を、瘀血傾向のため粘性が高くなった血液はスムーズに流れなくなってしまいます。するとどうなるかと申しますと、手足の指先はこわばり、しびれます。時間が経過すると、その指先は変形し、関節炎やリウマチなどの病名がついてきます。眼圧も上がってきます。ときには歯茎も脹れて歯が抜けるという症状も出てきます。

白砂糖や肉・脂を多食する人が平成時代を迎え、ますます多くなり、血液の病《やまい》が増えているのは事実です。そういう意味で、現代は瘀血《おけつ》が一番の病気の元だともいえます。一方、その瘀血ゆえに水がうまく捌《さば》けなくなり、余分の水が大小便二つの穴から排泄されず、胃袋に溜まれば胃内停水《いないていすい》、大腸に溜まると腸《ちょう》内停水《ないていすい》ということになります。

それがなぜ病気の元になるのかと申しますと、胃袋のまわりには肺臓・心臓・肝臓・脾臓が内蔵されており、大腸のまわりには腎臓があり、女性なら子宮がありますす。大切な臓器がまわりにあって、胃腸に水が溜まると外気温の影響だけでなく、口から入る冷たい飲みもの食べもののため、まわりの大事な五臓が冷やされ、正常な働きをしなくなるためだと考えています。

冷蔵庫のなかった時代と比べて、現代人が飲食するものはかなり冷たいものが多くなっています。冬でもビールを飲む方がいますし、昔はスイカでも井戸水で冷やす程度であったものが、今は何でもかんでも冷蔵庫で冷やします。そうしますと井戸水の温度は年中ほぼ一定していておよそ十五度、冷蔵庫内は五度とみて、十度も冷たいものを口に入れていることになります。体の中に水枕を抱いているのと同じです。病気にならないほうが難しいくらいです。極端にたとえれば、その水枕は外気温の影響を受け、冬は氷枕、夏は熱湯枕になります。

さらに昔と違って食生活は豊かになり多様化して高タンパク、高脂肪、高カロリーの栄養分を過食します。それも消化剤であり、解毒剤であり、体を温める働きがあります香辛料不足で食べています。香辛料を無視してそれらをいっぱい食べますと、血管壁にヘドロのようなものが溜まり、血管内経が狭くなりやすいです。その上にケーキや菓子、果実など甘いものを多食するため、ますます腎・膀胱の働きが弱まり、水の代謝が悪くなって、体が冷えに傾く一方です。

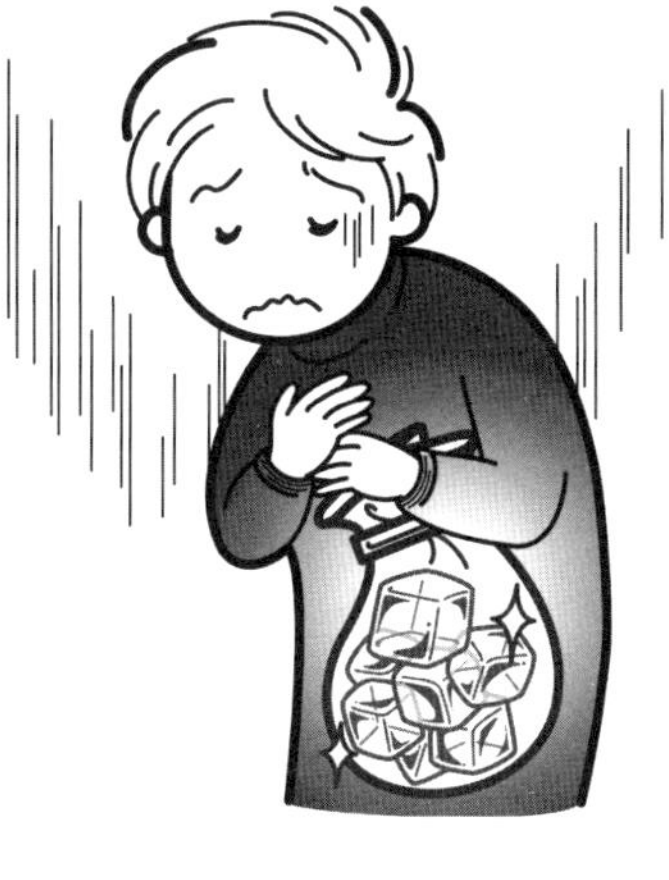

体の中に冷えがあると、人体を守る三十六・五度の体温が低下します。

実際、日本体育大学の某教授が研究報告されていますが、十年ほど前から低体温の子供が増えているそうです。朝起きづらい、朝礼中にぶっ倒れるといった子供たちが多く見られるようになったのは、低体温が原因であろうというデータも示されています。

人間は三十六・五度という体温をもって初めて免疫機能が働き、体に病気の邪《じゃ》を入れ込まない防御体勢、感応システムが出来上がっているのです。それにもかかわらず余分な水があるために体の中に冷えを起こし、免疫能力を低下させているのですから、邪《じゃ》に対して無防備になって当然です。

余分の水は病気の元ですが、瘀血も病気の元。つまり水と瘀血は常にいたちごっこです。瘀血が生じると水が捌けず、捌けないから水は溜まる。水が溜まると冷えが生じて血液の流れが悪くなり、結晶種《けっしょうだね》のような小さな瘀血も大きな瘀血に変化し、そうなるとますます水が滞り、さらに流れが悪くなる、といった具合です。まさにいたちごっこ、悪循環です。

その悪循環をどこで断ち切って流れをスムーズにするか、それが病気を治す根本だと考えるのが須藤流です。

激しい台風が去ったあと、小川に大きな冷蔵庫が流されているのを見たことがあります。急流であれば、こんなに重い大きなゴミでも水は流すのかと思ったとき、ハタと気付きました。血液の流れも同じだな、と。

血液中のゴミ、体に害するもの、病気の元である瘀血は、冷えがあったり体温が低くなるほど溜まりやすい。けれども三十六・五度という体温を保ち、気《き》・血《けつ》・水《すい》がスムーズに循環している限り、少々の瘀血があっても溜まって悪さをすることはありません。

問題は、ひとたび停年退職を迎えたとき、子育ても終わってひと安心したとき、人生の節目にホッと気が緩《ゆる》んだときです。

その年齢になると運動量も落ちます。第二の心臓といわれる足裏を刺激するのに格好の運動である歩くことも億劫になり、テレビの前に坐ったきり、ついついお茶を飲み、甘いものに手が伸びて、というような生活が続きますと、今までと同じ量の瘀血であっても循環しにくくなり、徐々に溜まっていきます。それが発病の始まりです。

瘀血が溜まると皮膚にシミやアザやシワが出来やすくなりますが、たとえ瘀血傾向がみられても、先述したように「気が病む」ことなく「気を張って」アクティブに活動しているならば、発症の心配はありません。

瘀血の固まりのような癌《ガン》を宣告され、余命何ヵ月といわれた人でも、一念発起して登山訓練を重ねアルプス登頂に成功。帰国して検査してみれば癌細胞が消えていたということも、意外にポピュラーなよく聞く話です。科学的にその過程を説明し得ないことですが、事実です。

大切なことは、常に気・血・水のスムーズな流れを心掛けて生活すること。そのための食養生については、後の章で述べます。

塩と鹹《しお》の話

水はひかえて鹹《しお》を摂《と》ろう

エッなぜ？　逆じゃないの？　と殆どの方は思われるに違いありません。

世の中は〝水飲み健康法〟と〝減塩運動〟が常識のようになっているのに、まるで正反対のことを訴えようとするのですから、抵抗があって当然です。なかなか信用して頂けないのは当たり前です。ですが日本の国に住んでいる間は、これは事実なんです。ぜひ受け入れて実行してみて下さい。とくに長い間、病《やまい》が改善しないで苦しんでいる方は、水はひかえて、もっと鹹を摂ってみてはいかがでしょう。

ただし、私が申し上げていますのは、昭和四十六年まで伝統的な方法で塩田で製造されていた鹹のことです。あくまでも鹹であって、厳密にいうと〝塩〟はダメです。

かつて塩田で作られていた天然塩が法律で中止されてからは、海水中のナトリウムイオンと塩素イオンを「イオン交換膜法」という化学工業的な方法に切り換えて、短時間に大量の塩が出来るようになりました。これは塩化ナトリウムの純度が高くなり、大切な少量、微量のミネラルが排除されています。これがかつての専売公社が独占して製造販売していた塩です。今は財団法人塩事業センターが販売を引き継いでいます。

「毎日使うから、シンプルがいい」というキャッチコピーと共に、「塩化ナトリウム99％以上」と、ちゃんと商品袋に明記してあります。塩といっても、塩化ナトリウムだけの化学塩ですから、この〝塩〟の摂り過ぎは当然、体を害します。

私が、もっと摂りましょうというのは、伝統的な製法で作られる本当の海の鹹です。岩塩は基本的に塩化ナトリウムの含有量が多いので、天然塩ではありますが、私は勧めません。やはり三十数億年前、いのちが最初に誕生した海、その海の成分と同じ亜鉛、マンガン、鉄、カルシウム、カリウムなど九十四種類以上のミネラルをたっぷり含んだ鹹であることが重要なのです。それが人体に不可欠な鹹であり、漢方ではそれを鹹という字で表わします。この鹹であれば〝減塩〟の必要はありません。

なぜ塩ではなく鹹でなければならないのか、ということについて、私が説明するまでもなく、すでにその明解な答えがあります。医師であり科学者である真島真平という方が『現代病は塩が原因だった』（二〇〇〇年刊・泉書房）という著書の中で詳しく述べられています。私の意とするところを理解して頂くためにも、合わせてお読み願いたいと思います。

いずれにしろ、私は科学者ではありませんので、塩に関する科学的なお話は真島先生のご本にお任せして、これよりあとは塩と鹹とをはっきり区別して書き進めていきます。難しい字ですが馴《な》れて下さい。

病気を治す基本は鹹《しお》

かつて渡邊先生は、日本人は一億総水毒症だと言われました。日本の国は高温多湿で、その中に住む日本人は大方が陰性《いんしょう》、水毒症状ゆえに病気にかかりやすいのです。加えて現代は水分の摂取量があまりにも過剰である上に、甘い飲みものが多過ぎます。

私は、お酒は好きで時々たしなみますが、それ以外、普段は殆ど飲みものは頂きません。食後のお茶も、口をすすぐ程度です。いつも腹八分目、ときには六分目ぐらいを心掛けていますし、朝ならごはんに梅干し、具だくさんの味噌《みそ》汁があれば上等よ、という食生活です。

かつて故郷《ふるさと》で母が趣味と健康のためにしていた畑仕事を、私は全く興味がなく手伝わなかったのですが、結婚して薬局を開局するまでは、お米以外のものは大概畑を借りて自作していました。今もわが家の庭の片隅で同じように野菜づくりをしています。昔ながらの日本食が一番体に良いとわかっていますから、素食少食です。

ごはんを炊くとき、どれほどの水を使うか、新鮮な野菜がどんなに水々しいか、小松菜など鹹漬けして絞ると葉はひと握りほどの分量になり、こんなに水分が含まれているのかと驚くほどです。そういう具体例は、台所を預かる主婦ならわかるはずです。体を動かすことが少ない方は、体の欲求がないときには飲みものを口に入れなくてもいいのです。一日三食頂く食べものから体に必要な水分は摂取され、大方足りています。

ちなみに、体に余分な水があるかどうか、自分で簡単に知る方法は、手掌《しゅしょう》部が乾いているかどうかです。現代の日本人は大方、湿っています。両手をすり合わせてみてサラサラと音が鳴るほどに乾いていれば大丈夫。それほど手が乾いていて、女性ならその手が冷たくて、男性ならその手が暖かくて、しかも足元が暖かい状態をキープしている間は、まず健康です。

かつて、畑仕事をしていて喉《のど》が乾いたら大根を引っこ抜き、胡瓜《きゅうり》をもいで生《なま》のままかじって乾きを凌《しの》ぐという暮らし、昭和二、三十年代あたりまで、日本の国のあちこちでまだ見られたものです。

それがいつの間にやら日本列島至るところに自動販売機が設置され、いつでも手軽に甘い飲料水が飲めるようになってしまいました。それに加えて血液をサラサラにしましょう、どんどん水を飲みましょうと、水飲み健康法が奨励され、一日二ℓは必要よと、常にマイボトルを持ち歩いている方も多いようです。

実は、これがとんでもない誤りです。

もちろん、血液サラサラ運動はいいのですが、水をガブガブ飲めばサラサラになると考えるのが大間違いです。飲んだ水がいきなり血管内に入るわけではありません。前述しましたように、漢方では胃に余分の水が溜まればすでに「胃内停水」と表現し、病《やまい》の始まりと考えます。また腸に溜まれば「腸内停水」と表現し、それも病の始まりです。

大変重要なことなので再度繰り返しますが、病の始まりは大方、腹中の冷えからです。腹中に余分の水を抱えるからです。その余分の水を大小便として排出するのに一役かっているのが塩ではなく鹹、なのです。

前記したとおり、地球上に生命体が初めて誕生したのは海、三十数億年前といわれていいます。一個の細胞が分裂していって魚類から両生類、爬虫類、哺乳類、そして私たち人間へと進化してきたわけで、まさに海は生命《いのち》の故郷《ふるさと》です。

その証《あかし》に、人体の津液《しんえき》は海水の成分とほぼ同じですし、赤ちゃんを育《はぐく》むお母さんの子宮内の羊水も、血液（血漿）成分も海水と殆ど一致します。このことはっきり科学的に証明されています。

人体は常に一定の塩類濃度を保っていなければ正常でなくなります。余分の水を尿として出すためにも、〇・九％の塩類濃度が必要なのです。水分の摂《と》り過ぎ、甘味の摂り過ぎ、そして鹹不足の三拍子が揃うと、小便は出しきれません。

私は実験的にジュースをボトル一杯、飲んだことがありますが、尿量が極端に減ります。で、やおら常備している鹹《しお》を舌に載せた途端、嘘のように小便が出ました。

似たような経験は、患者様の症例でもよくみられます。

たとえば、尿意は感じるけれども小便が出ないと訴える患者様に、ほんの少し鹹を口に含んでもらいますと、直ちにトイレへ駆け込むということ、何度も経験しています。

五苓散《ゴレイサン》、ヨクイニンなどの漢方薬や生薬の利水剤を用いる場合でも、不足した鹹味《しおあじ》を補わなければ薬は効かず、小便は思うように出ません。

現代医学に欠けているものは、余分な水が病気の元だということを教えないことです。そして、たとえれば水溜まりにボウフラがわいたとき、ボウフラを殺虫剤でやっつける方法をとるのが現代医学の治療法ですが、漢方医薬学、とくに私はそうは考えません。

水をひかえて、ボウフラがわくような水溜まりをつくらないようにしましょう。また、やむなく出来た水溜まりは、必要量の鹹を摂り尿で出しきるようにしましょう、というのが須藤式漢方の柱です。本書の主題はこれに尽きるといっても過言ではありません。

鹹《しお》と水と日本の風土

鹹の話をもう少し続けます。

なぜ、水をひかえて鹹を摂《と》りましょうと、こんなにも強く主張するのかといいますと、それは日本の風土そのものと深く関わっているためです。

かつて私は、ドイツへ行ったことがあります。明治政府がそれまでの伝統医学である漢方を切り捨てて新たに導入した医学の国、ドイツです。行ってみて実感しました。

日本は高温多湿ですが、ヨーロッパ大陸は非常に空気が乾燥しています。その違いが本当によくわかりました。最もその違いに気付くのは夏、飛行機で日本の地に降り立ったとき、ムッと蒸し風呂に入ったように感じます。常にその空気の中に身を置いていると感じにくくなりますが、しばらく離れて乾燥した大陸の旅から帰ると、なんとまあ湿度の高い国でしょうと実感します。中国北部から帰国したときもそうでした。

渡邊先生は、「百聞《ひゃくぶん》は一見《いっけん》に如《し》かず、だからね」とおっしゃって、海外へもたびたび実地研修を計画し、同行させて下さいました。そのおかげで確かにいろいろ体験し、学んだものはたくさんあります。

その一つが、ドイツ医学は日本とは異なる乾燥した大陸の国で発展してきたものであって、湿度の高い日本で発展した漢方医薬学とは違って当然だということです。

たとえば、お天気の良い日は洗濯物がよく乾き、曇り空のときは乾きにくい。

これ日本では当たり前のことですが、ドイツのように空気が乾燥した国では少々の曇り空でも洗濯物は乾きます。

自然界がそうであれば、人体も同じです。

私たち人間の体からは無意識的に皮膚から水が出ています。試しにゴム手袋をはめてみて下さい。ジトッと湿ってくるのがわかるはずです。皮膚から水が気体となって出ている証拠です。

空気の乾燥したヨーロッパの国々では、そういうかたちで常に水が代謝されていて、余分の水が体に溜まりにくいのです。だから、それほど鹹気《しおけ》をとらずとも水が捌《さば》けていくのです。

ところが、日本ではそういうわけにはまいりません。常に洗濯物が乾きにくい湿度の高い、曇り空のような日本国ですから、皮膚からの水の代謝はあまり望めません。

ではどうするのかといいますと、私たち日本人は大小便として水を代謝するしかないのです。

ドイツは皮膚表面から気体として水を代謝することが出来る国ですから、日本のように小便として出す必要が余りありません。だからビールのような水分量の多いアルコール飲料をガブガブと飲んでも平気なのです。

見ているとよくわかります。ドイツではトイレへ駆け込む人間は少ないです。と同時に、同じ日本人でも日本でビールを飲んだときと、ドイツで飲んだときとでは飲む量が多くても、ドイツでは小便の回数が少ないことに気付くはずです。ドイツの気候風土の下では、皮膚から余分な水が代謝できている証《あかし》です。だから皮膚のキメが荒いわけです。

それに引きかえ、日本の国は湿度が高いため概《おおむ》ね洗濯物が乾きにくいのと同様、皮膚からの蒸散が少ない。だから日本人の、とりわけ雪国の女性の皮膚はキメ細かく、肌がしっとりしているという良さもあるわけです。

平成二十二年の夏にもオランダ、ベルギーを旅してきましたが、やはり皮膚から水分が常に蒸散しているのでしょう、日本では殆ど水分を摂らない私でさえ、一日にコップで四、五杯、水分補給せずにいられませんでした。それでいてトイレの回数が増えたわけではありませんし、手足に浮腫《むくみ》が出来たわけでもありません。ヨーロッパの空気が乾燥していることを、改めて強く実感したものです。

そういうヨーロッパ大陸とは違って、日本では水が気体となって皮膚から出ていくことが少ないために、健康を保とうとすると下の二つの穴から大小便として出すしかありません。

小便を舐《な》めてみた人、まずいらっしゃらないでしょうが、塩辛いです。何度も申しますが、体の中の全水分量とのバランスで、〇・九%の塩類がなければ余分の水は小便として排泄されません。だからどうしても日本人には鹹が必要となります。

ここで、日本と欧米との気候風土と食の相違点を大まかにまとめておきます。

欧米

一、大陸であり、乾燥していて雨が少ない。

一、麦を材料としたパンが主食であり、畑が多い。

一、太古に海がせり上がって出来た水成岩の大地で、カルシウムを含んだアルカリ土壌である。

一、それ故に肉、バター、卵など酸性食品を食べることで体を整える。

一、乾燥した大地のために、皮膚から不感蒸発が盛んである。

一、パンや肉そのものに鹹味《しおあじ》が含まれており、保水量が少ない。

一、故に減塩・多飲の食習慣が育つ。

日本

一、周りを海に囲まれた島国であり、多湿多雨である。

一、主食が米であり、水田が多い。

一、火山列島のため表面はカルシウムの少ない酸性土壌である。

一、それ故に海の幸である昆布やワカメ、小魚などカルシウムの多いアルカリ性食品を食べることで体を整える。

一、多湿大地のため皮膚からの水分代謝が出来にくく、尿で代謝することになる。

一、伝統食である米や野菜に含まれる水分量が多い。

一、故に体内に水が溜まりやすく、余分な水は飲まず、漬物や梅干しなど食に鹹を多用する文化が生まれる。

常識や固定観念は捨てて下さい

平成二十二年の夏は、全国的な異常気象で猛暑日が続いたため熱中症で倒れる方が多く、亡くなった方も九月初旬の時点で百六十八人に達したと報じられ大きな問題となりました。

連日、テレビのニュースや新聞紙上でも、「こまめに水を飲みましょう」と注意を促していましたが、実はこれ、水分が不足しているのではありません。口から入れた水が体から出せないから起こる症状です。要するに水の代謝異常です。

漢方の陰陽五行論から申しますと、夏は心臓に負担がかかる季節です。その心臓を守る味は苦味《にがみ》です。だから夏の季節には胡瓜《きゅうり》、茄子《なす》、トマトなど苦味のある野菜が自然の恵みとして収穫されてきました。旬《しゅん》の味を大切にしてきた日本人の知恵には意味があったのです。

ところが現代人の口に合うように品種改良されて、今日では苦味のない野菜が大方となり、かつてのヘタの苦い胡瓜、トマトは皆無です。その上、甘味が加わった夏野菜まで出始めました。

また天然の鹹《しお》には苦汁《ニガリ》が含まれていて、その苦汁が夏に弱る心臓の守りとなっていたのですが、化学塩が主流となった現代では、その点でも心臓の働きを守る苦味が不足しているといえます。口から入れた水分は尿として排出するのが体は一番楽です。ですが鹹不足ですと尿として出せず、やむなく一日中、寝ても起きても心臓に負担をかけて、気体・汗として水の代謝をしている状態です。心臓はたまったものではありません。疲れ果てている状態です。

ちなみに、今は土用といえばウナギが定番となっていますが、アユ料理で知られる老舗の女将《おかみ》さんの話によりますと、昔の日本人は夏の土用にはウナギではなくアユを食べていたのだそうです。とれたてのアユを鹹焼きにして頭ごと全部食べる、それで苦味を補給していたということです。

インドのような赤道直下の暑い国では、香辛料をいっぱい食べて汗を出すことによって気化熱を奪わせて体温調節しています。一方、日本人は日頃から減塩しましょう、水を飲みましょうと奨励されている上に、高齢の方ほど刺激物として香辛料をひかえています。ですから皮膚からも無理なく水が代謝しにくい。そのために胃袋や腸管に水が溜まって、気温が急に高くなったり、高温の日が続いたりすると外気温の影響を受け、極端にいえば腹の中の水が熱湯になり、五臓六腑に負担をかけている状態になります。

その上、心臓の働きを助ける苦味の食べものが不足しているということと、とくに高齢の方は若い頃と比べると心臓の働きが弱っているために発汗作用が鈍くなり、体温調節が出来なくなります。それで熱中症にかかりやすく、命まで落とす方が多くなっていると考えます。

熱中症を例にとって説明いたしましたが、これはほんの一例です。現代医学の常識と、漢方医学とは発想が違います。全く逆の場合もありますから、まずは頭の中の常識や固定観念は捨てて下さい。

鹹《しお》あってこその伝統食

先のまとめで見たように、科学的な根拠など何も承知しない時代から、日本の伝統食は米と梅干し、漬物に干物《ひもの》、調味は醤油《しょうゆ》と味噌《みそ》でした。みんな鹹あっての食べものです。それが日本人の知恵であり、日本人は体に必要なものは感覚的にちゃんとキャッチして摂《と》り入れてきたのです。

第一に、古来より農耕民族であった日本人が神様に供えるものは、水と米と鹹でした。万葉の昔、山上憶良《やまのうえおくら》が勾玉《まがたま》にも勝る宝と歌った子供を、私たち日本人は「手塩にかけて育てる」と表現してきました。

戦国時代、籠城《ろうじょう》する武士たちは何を貯え持っていたか。米と鹹です。姫路城には立派な米倉・塩倉が現存しています。砂糖の倉などありません。「敵に塩を送る」という言葉もあるように、鹹は命を守るもの、命の源というべきものです。

それほど日本の文化に根付いた大切な鹹が、昭和四十六年にイオン交換法が発明されてから化学塩に置き代わって何十年と経った結果、人体に害が出ることがわかり始めて、それで減塩減塩と叫ぶようになったのです。

学生時代、カエルで実験をしたことがあります。解剖して心臓をとり出して真水に入れると、すぐに心臓は止まります。それほど鹹は生命体にとって大切なもの。その鹹が不足しているから心臓疾患が増えてきている、と私は考えるのですが、世間は逆です。ただ、少数ですが赤ら顔で真冬でも薄着で活動的に動き、汗をかいているような陽性《ようしょう》の方の心臓疾患は、大方鹹味《しおあじ》は足りています。

高血圧が心配、脳卒中も心筋梗塞も腎臓病も怖い、だから未然に防ぎたいということで、減塩思想はまたたく間に日本の社会に広がり、今や定着しています。「塩を減らそうプロジェクト」まで組織され、全国紙に全面広告を載せて減塩を呼びかける現代に、果たしてどこまで私の声が届くのか、私の提唱に耳を傾けて下さる方がどれほどいらっしゃるのか。そう思いますと、さすがに先は遠いと感じますが、良くなられた患者様方のご協力を得て、地道に淡々とこの大切な原理をお伝えしなければと、静かな情熱を燃やしています。

減塩は良しとしましても、塩と鹹とは違うということを、もっと声を大にして社会に訴えていかなければと、かえって力が涌いてきます。

そんな私の大きな支えが、先に紹介した『現代病は塩が原因だった』の著者、真島真平さんであったり、あるいは近著『愛が遺伝子スイッチＯＮ』（二〇一〇年刊・海竜社）を出された筑波大学名誉教授の村上和雄さんといった立派な先生方の存在です。

それぞれの著書の中で、はからずも私が主張し続けてきたことの正しさを科学的に、ていねいに立証されているのですから、勇気百倍です。

その上に私の患者様たち。何のエビデンス（科学的根拠）ももたない須藤式漢方治療の効果を実際に証明して見せて下さるのは、患者様の体そのもの、元気になられた姿でしかありません。

冒頭で述べましたように、それだけが確かな証《あかし》であり、私の大事な財産です。それを支えとして、日本食の基本は鹹、もっと不足している鹹を補いましょうと、広く世に訴えていきたいと思っています。

自分の体は自分で守る

恩師渡邊武先生は、薬局を持たない方でした。私はカルチャー教室で先生と出会い、その後、本格的な古典の勉強会にも参加させて頂き、漢方医薬学を深く学んでいくうちに、この素晴らしい漢方医薬学をさらに深く理解するためには実践しかないと考えました。また、その理論を臨床の場で生かしたい、生かして人様のお役に立ちたいと思うようになりました。

そうなるとジッとしていられない性分ですから、二年もたたないうちにパッと空家を買い取って薬局を開きました。それが今の薬局です。

開局当初、患者様は殆どいらっしゃいません。時間はたっぷりありますから、『傷寒論《しょうかんろん》』『金匱要略《きんきようりゃく》』などパラパラと読んで過ごしたものです。そのうち一人、二人と来局される方が増えてきますと、有り難い反面、そのお一人お一人に対して大変な責任が生じます。ひとつ間違えれば大事《おおごと》になるやも知れない臨床の場で、当初は相当に緊張したものです。

古典で学んだこと、先生に教えて頂いたこと、それを患者様の体を通して慎重に確かめ確かめしながら処方していく、その繰り返しの中から経験を重ねて実感したのは、漢方医薬学の理論は信じるに足るものである、まっこと真実であるということでした。

その確信がある故に、世間や現代医学の常識の壁を相手にして、素手《すで》で立ち向かうようなことも言えるのです。何度も申し上げますが、その最たるものが先天の精である〝腎〟の守りである鹹《しお》です。

未病の方ならともかく、慢性的に血圧の高い方や腎臓を患っている方にも鹹を勧めるわけですから、まず患者様はびっくりします。だけれども考えてみて下さい。

その病気で苦しんでいるのは、あなたです。治したいと切実に願っているのも、あなたであるはずです。

体は自分で治す力をもっているのですから、その自然治癒力を信じて、自分の体は自分で守る、自分の病気は自分で治すという強い意志をもって、まずは減塩思想から抜け出て下さい。

よし、やってみようと決意された未病の方、生涯健康、間違いなしです。

よし、やってみようと決意された病気の方、時間はかかっても必ず回復します。安心して須藤式養生法を身につけて下さい。

度量衡では計れない

鹹気《しおけ》が不足すると、体内の余分な水分は小便として排泄できません。小便で出ない水は、まず下痢便となって出ます。

下痢便でも出しきれない水は、どうして体外へ出すのかというと、次は心臓を酷使し皮膚から気体や汗として出したり、上の穴から出すことになります。

口から欠伸《あくび》として、涎《よだれ》として、咳《せき》として、痰《たん》として出ます。耳から耳垂《みみだ》れ、鼻から鼻水、うれし悲しの感情もないのに目から涙も流れます。

それでもまだ水が出しきれない場合、気体として出します。そのときには頭に気が昇った状態になっています。頭熱足寒です。小便でなら一日に一・五ℓ〜二ℓぐらいの水を出すことが出来るのに、その二ℓの水を心臓のポンプを動かして汗か気体として出そうとすると、心臓にとって大変な負担になってきます。それが陰性《いんしょう》の方々の心臓病であったり高血圧症という病名がつく要因となります。

腎の力で排泄しきれない余分の水を、汗や気体として処理していると、目まい、ふらつき、頭痛を起こし、それが長期化すると不眠症となったり、若くても頭髪が薄くなって禿《はげ》るということにもつながっていくわけです。

要するに、大小便二つの穴から水がスムーズに排泄できなくなると、気と共に水が逆流して上の七つの穴から余分の水を排出し始めます。そうなると、すでに病気の兆候です。

その症状が表《ひょう》に現われている段階であれば、水をひかえて鹹を補うだけで簡単にすぐ治せますが、腸内停水、胃内停水が長く続くと腸炎、胃炎を生じ、ちょっと大変。さらに半表半裏《はんぴょうはんり》に病《やまい》が伝播《でんぱ》すると、さらに大変です。ご本人もつらいです。

そうならないために、では一日に鹹を何グラム補えばいいですか、飲む水は何ccまでなら大丈夫ですかとよく尋ねられます。数字で示してほしい気持ちもわかりますが、漢方には度量衡の物差《ものさ》しはありません。あくまでもバランスです。皆様はこのバランスの論理に慣れるのが難しく感じられるようです。

とくに須藤式は陰陽五行論を基本としますから、万人共通の定まったマニュアルは持ち合わせません。その方が男か女か、若いか年寄りか、体格や体質はどうかなどによって、摂取する鹹の量も水分量も同じというわけにはいかないのです。一人ひとり匙《さじ》加減が違います。同じ方でもその日の体調や運動量によっても異なりますから、固定化した量は示せません。

たとえば、若くて現役のスポーツマンと、同じ年齢であっても終日デスクワークだけという方と、体に必要な水分量は違って当然です。また腹八分目というものの、その量はどのくらい？と聞かれて明確に答えられるでしょうか。

健康で毎食おいしく茶碗に一杯ごはんを食べていた方が、何か悩みごとを抱えたとき、あるいは家族が不幸になったり事故に遭ったりしたとき、その方の腹八分目は途端に変わります。たったひと口のごはんも入らないどころか、食べることさえ忘れてしまうかも知れません。血圧だって日々刻々と変化して当然です。

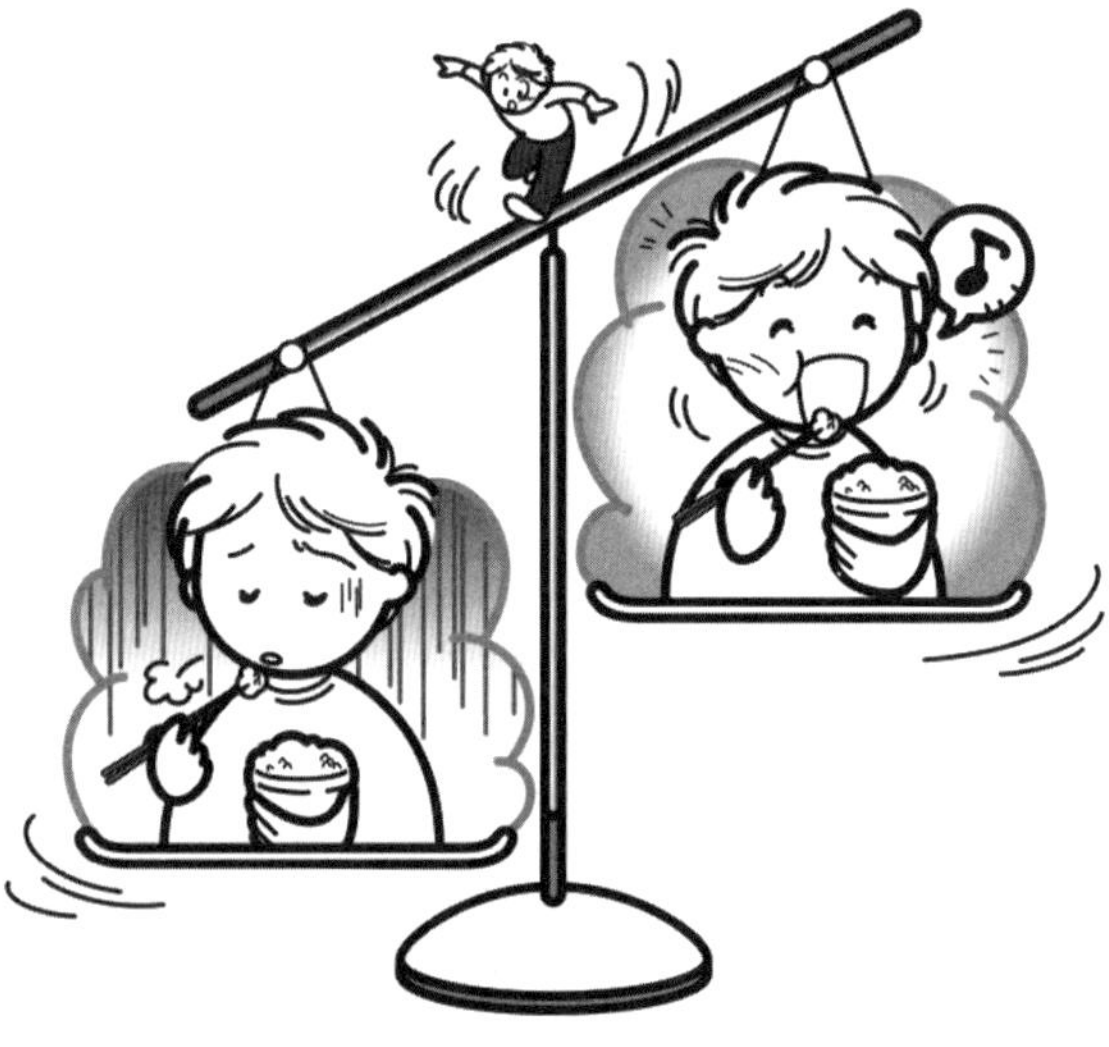

それほど私たちの人体は微妙に、さまざまな影響を受けて今を支えている、

常に相対的なバランスをとって生きている存在です。

だから度量衡の物差しで計ることは出来ません。数値では示せませんけれども、まず手掌《しゅしょう》部分が乾いているかどうかで水滞が多いか少ないかを判断します。

余分の水は病気の元、その水を捌《さば》くのは鹹というのは間違いのない事実であり、それだけは万病に当てはまる漢方医薬学の物差しだといえます。

それ故に、漢方の治療はシンプルです。シンプルですが、度量衡の物差しで示せないところ、こういう相対的なバランスの原理原則が一般には理解しにくく、少々ややこしく感じられるかも知れません。ただ自転車乗りと同じで、一度身につくと自由自在です。頭で考えることなく自然に体が覚えバランスを保てるようになります。

漢方はあくまでも個の医学であり応用学であって、薬方においても、食の養生法においても、この相対的なバランス感覚が大事なのです。

陰陽に分けることに意味がある

前章で、体のどこが傷《いた》むのか、漢方医学では人体を三つに分けて考えると説明しました。

おさらいしておきますと、表面の見えるところは表《ひょう》、口から肛門までの筒状の部分を裏《り》、その中間の五臓六腑がおさまっているところを半表半裏《はんぴょうはんり》といい、それぞれの位置に生じる病《やまい》に陰と陽があります。つまり大別すると陰病と陽病という二つのグループに分けるのが、漢方医薬学の大きな特徴です。陰陽は治療の基本です。その他のあらゆるものを陰か陽かと細かく分ける。そのことに大きな意味があるわけです。

たとえば風邪をイメージしてみて下さい。

風邪を引くと、背中がゾクゾクしてきます。表《ひょう》から風邪が始まった証《あかし》です。それも陽病（熱病）の表《ひょう》、専門的にいうと太陽病ということになります。（34ページの表参照）

そんなときは卵酒か生姜《しょうが》湯を飲んで、サウナにでも入って汗をかいたら治ります。表《ひょう》にある風邪《ふうじゃ》ですからエイヤッとすぐ外へ追い出せる。風邪の引き始めはそれでいいわけで、日頃から元気で陽性《ようしょう》の方、若い方は、そういう治療で簡単に治ってしまいます。

一方、風邪を引いた途端に嘔吐と下利をする方がいます。そういう方は普段から胃腸が弱い胃内停水・腸内停水が多い水滞症の方です。風邪が口から裏《り》に入ったわけで、陽明病ということになります。

人体は胃袋に溜まったものは口から吐くことによって、腸に溜まったものは肛門から下利として出すことによって命を守ろうとします。生体に備わった防御反応です。いわばヘドロを出して体内を空っぽにして風邪《ふうじゃ》を外へ出そうとしているのです。そのときの嘔吐や下利は鹹味が足りていますと恐いものではありません。あとは自然に回復していきます。ちなみに漢方医薬学では、このような場合は下利と書き表します。

そういう方はいずれも元気ですから、漢方治療を求めて私のところにいらっしゃる必要はないし、実際いらっしゃいません。私の患者様となる方は、すでに病気が半表半裏《はんぴょうはんり》の位置にきている慢性病や難病の方が多数です。その治療の過程で風邪を引いたりすることも

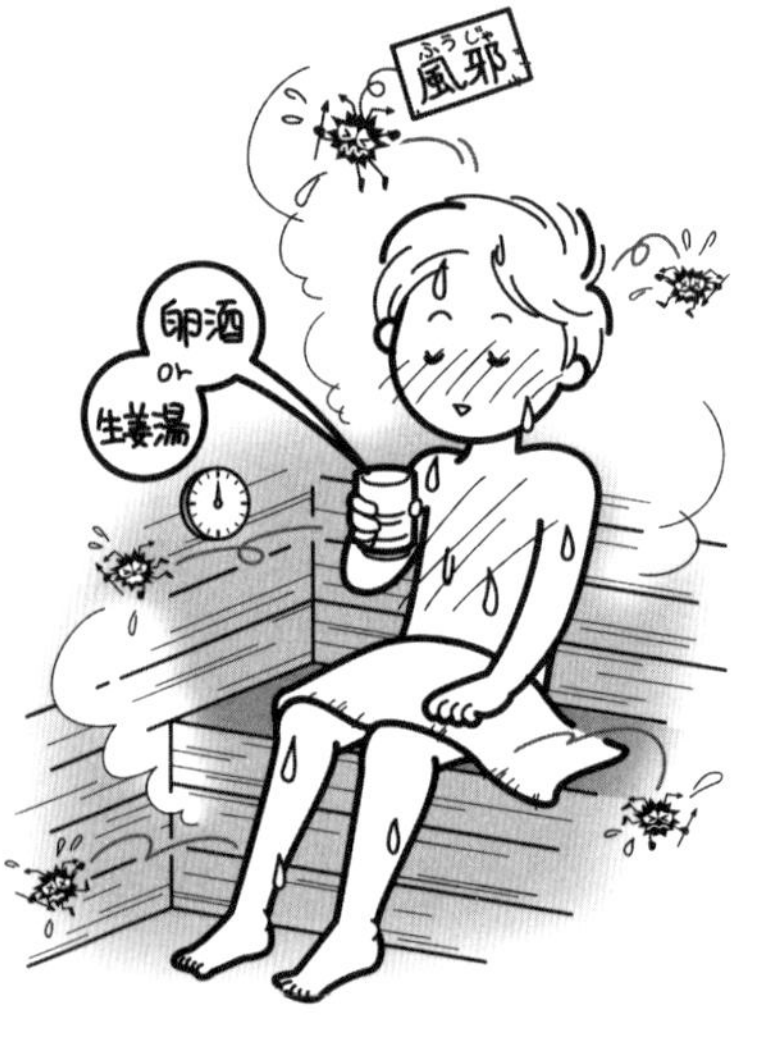

あるわけで、そのときは一～二回食を断ちます。

余分の水のないところには病原菌も住めないと考えますから、口から一滴も水を入れません。また食事も抜きます。なぜなら口から食物を入れ消化分解して大小便を作る工程は想像以上に多くの体力を消耗しますから、風邪《ふうじゃ》と戦っていくエネルギーを削《そ》いでしまいます。ですから、そういうときはひたすら病《やまい》と戦うエネルギーを温存するために安静にして断食をお勧めします。

ただ何も食べない飲まないといっても、もともと病気のある方ですから、念のために心臓を守る牛黄《ゴオウ》と肺を守る麝香《ジャコウ》を調合した漢方製剤を服用して頂き、梅干しと渡邊先生直伝の特製のゴマ団子のような水が一滴も入らず消化吸収しやすいかたちの完全栄養食を何個か食べて頂きます。それに柴苓湯《サイレイトウ》を処方しますとインフルエンザであっても大方、三日ほどで治ります。

それで治るはずなのに、どうしてかしら、おかしいなと思う例もあって、よくよく尋ねてみますと、必ず口の渇きに負けて水分や腹中を冷やす果物を召し上がっていらっしゃることが多いです。たったリンゴひと切れだけとか、お茶を少々飲んだだけですと言われますが、体が急性病に罹《かか》ったときは、そのような些細なことでも、もともと人体に備わっている体を正常に整えよう、風邪《ふうじゃ》を追い出そうという生体反応の方向性を狂わせ、体の中のバランスを整えられず、風邪をこじらせてしまうこともあります。

前章で述べましたように、一ccの水でも偏在すると病状として表われます。ですが、この厳しい養生法で風邪を完治させますと、余分の水が相当排出できますので、アトピー性皮膚炎や気の病など肺・大腸に係わる病名もかなり改善いたします。

このような体験を通して私の患者様は、私と同様、新しく生じる体の歪《ひず》みを短時間で治せる技を身につけていかれます。難病の方が風邪を引いたとしましても、これを機会《チャンス》として考え、須藤流の正しい方法論で治しますと飛躍的に水滞症状が抜け、主訴《しゅそ》である難病もかえって良くなることを経験しています。

証《しょう》をとる

証というのは、これも漢方医学独特の言葉で、患者様がさまざまに発信している病《やまい》の情報のことです。〝証をとる〟とはその症状に合った薬を選ぶために、患者様からいろいろの情報を得ることです。その〝証〟をとるのに人体を大きく陰・陽に分けます。

人体の陰陽（28ページ参照）に並記したのはほんの一例で、それ以外に顔色が白いのは陰、赤ら顔は陽。細い便は陰、太い便は陽。小声は陰、大声は陽。ちょこちょこ小股歩きは陰、大股は陽。のんびり性は陰、せっかちは陽。さらに右目は陰、左目は陽ですが、それぞれ目尻は陽、目頭は陰というように、実にこと細かく分類してその人の全体を観察し、病態を知ること。これを望証《ぼうしょう》といいます。

望証の他に、聞証《ぶんしょう》、問証《もんしょう》、切証《せっしょう》があって、これらを称して四証《ししょう》といいます。

聞証というのは、患者様が訴えられる症状（主訴《しゅそ》・愁訴《しゅうそ》）を聞いたりその音声が高いか低いか、声がれがあるか、鈴のように通っているか、早口で話すか、のんびり話すかや、体から発する臭いをかいだりして証をとることとです。それだけでは不充分な場合が多く、ご本人は病気と全く関係がないと思っていること、たとえば便通の具合であったり、夜中の尿の回数であったり、手のこわばりが朝に起こるかどうかとか、耳鳴りはしないかとか、食事の内容までいろいろ質問して証をとることを問証といいます。

切証というのは、手掌《しゅしょう》が温かいか冷たいか、乾いているか湿っているかを患者様と握手をして知り、脈をとることで（脈証）、三部九侯（五臓六腑）の状態を知ることです。

平成十八年より法律が改正されて、薬科大学でも東洋医学の講座が開設されたり、漢方薬学科を開設する大学も出てきました。そこでは四証をとることも学ぶようです。学生を患者に見立ててベッドに寝かせ、切証のとり方もいろいろ教えるようになってきたと伝え聞いています。

そういう時代の変化と共に、薬剤師も医療者として臨床の場で活躍することを国民から期待される風潮となってきました。古典医学書にも記載がありますし、私の臨床経験からも大方、望証・聞証・問証をとるだけで事足ります。切証は三つの〝証〟の確認です。

古典に「望証一発《ぼうしょういっぱつ》」という言葉があります。昔の漢方の名医は望証だけで、ほぼその方の五臓を知り、病状を判断し、薬方を決めて治したものです。「病《やまい》未《いま》だならず」、要するに未病のうちに歪《ひず》みを見つけ、手当てをし、養生を勧めて健康になるよう指導できる方が名医と言われます。

一般的には、たとえば前かがみで歩くのは陰、そり返って歩くのは陽であるというように望証の定石を応用すれば、日常の食習慣を変えることで自分で姿勢を正すことも出来ます。

また、毎日の大便の色・形を観察することが一番大切ですが、その他、鏡に映る顔色や浮腫《むくみ》、目の充血など自分でチェックすることによって、その日の健康状態を把握し、今日は水分をもっとひかえようとか、グリーンの野菜を多く食べようとか、〈五味の調和〉に則った食養生が自然に身についてきます。

早め早めに、食で体のバランスを整えることが出来るようになれば、薬いらず、医師いらずです。そのために、新しく発生した小さな歪《ひず》みでも常にこれは陰の症状か陽の症状かと分けてみる習慣や、望証の訓練を心掛けておくと、家族のため友人知人の健康のためにも大いに役立つと思います。

ちなみに私は、実際に証をとることを最初に学んだのは渡邊先生の患者様からでした。

先にもお話ししましたように、先生は薬局を持たない漢方家でした。世の中には病院や医師が大嫌いという方、意外に大勢いらっしゃいます。とくに芸術家にそういうタイプが多く、渡邊先生のところへ行って薬方を決めて頂くわけです。その方たちが開局したばかりの私の薬局にも足を運んで下さり、先生の処方どおりに薬をお出しする、それが開局間もない頃の私でした。

そういう願ってもない機会に恵まれていながら、ただ単に薬を出すだけではもったいないと思うようになって、ある時期から厚かましくも薬をお渡しするときに申し出ることにしました。

「すみませんが、少し証をとらせて下さいますか」と言って、さりげなく握手をして手の湿り具合や手の温かさ具合を確認したり、舌を見せて下さい、手掌を見せて下さい、目を見せて下さいとお願いして、いろんな証を細かくとらせて頂きました。そうすることで、渡邊先生が出された薬方と証との関係を学習することが出来たことは、その後の私にとって技を高めるのにまたとない大きな機会《チャンス》でありました。

そして気付いたのは、病名がさまざまに違っていても患者様にさし上げる漢方薬は、大方は同じ処方だったということです。それこそ十処方もなかったほどです。先生ご自身も、「また同じ処方だよ」と苦笑いされるときもありました。一般の方々、また、西洋医学の従事者には理解できないことかもしれません。しかし事実です。これが現代医学との最大の相違点です。漢方医薬学は病名ではなく、病態に対して、〝証〟に対しての選薬なのです。先述致しましたように、いわゆる病名医学と病態医学の違いです。平成の時代に入り医療機関の90％は漢方薬を扱うようになりました。

しかし残念ながら、選薬の方法が、検査データーを基にした従来の西洋医学的な手法で、漢方薬を選択しています。いわゆる病名に対しての投薬です。これではなかなか漢方医薬学の真髄に触れることは難しいことでしょう。病名も一つの〝証〟ではありますが、このような狭義の考えでは複雑な人体の治療には届かないでしょうし、時には誤治を生じかねません。二千年の歴史あるこの医学を未来に継承してゆくためには、抽象的ではありますが、〝陰、陽、虚、実〟などの漢方医学の独自のものさしで〝証〟をとっていかなければ、真の医療とはなりえません。

異病同治と同病異治

最近、新聞の健康欄にも漢方治療の記事がしばしば目につくようになりました。時代が変わったなと感じます。

時代が変わり、社会状況の変化と共に病《やまい》の質が変わってきました。かつての感染症による疾病が減り、五臓六腑の器質的変化による病が増えてきたために、今までの抗生剤・抗炎症剤のような西洋医学オンリーでは治しきれない病気があることに多くの方々が、世間が気付いてきました。それはとても有り難いことです。

その種の出版物や新聞記事の中で、問診《もんしん》とか脈診《みゃくしん》という言葉が目につきますが、診は診断学の診であって、薬剤師の立場では病名を決める診断学は法律上、行ってはいけませんので、日常は診療という言葉は使用せず、〝証《しょう》をとる〟という言葉を使います。それはあたかも江戸時代の漢方医薬学の原点を純粋に継承している立場ともいえます。

現代医学の病名も一つの〝証〟となり得ますが、病名＝証ではありません。あくまで、現代医学が検査機器を使用し、決定された病名は一つの証にしか過ぎず、それがなくても〝証〟はとれますし、薬方は決定できます。それが漢方は病名医学ではなく病態医学といわれるところです。

少し難しい話になりましたが、病名だけで漢方薬を決めるのであれば、三千年昔になかった病名があふれるほど増えた現代において、どうして漢方治療が見直されるのでしょう。どうして漢方薬が、一部ではあっても保険が適用されるようになったのでしょう。

何度も申しますように、それは漢方が病名医学ではなく病態医学であって、標治療（対症療法）だけではなく、一つの処方で多くの病名が同時に解消することも出来る本治療（根本療法）医学であるからです。将来、さらに病名が増えようとも、人体の造作は変わりません。その歪《ひず》みを正し、バランスを整えるという漢方治療の基本原理に変わりはありません。

専門的には病態生理といいますが、どんな病名であろうとも、須藤流では第一に陰陽で考えます。寒の病か、熱の病かということを正しく判断するために、言い換えれば陰か陽かを知るために、まず望証・聞証・問証によって細かく証をとります。

日本人の場合、気候・風土から考え、ほぼ八割方は陰の水毒症状から体のあちこちに不快が生じるケースだと考えています。軽い不快な症状が時間経過に伴い病名がつくようになり、合成薬で症状を押さえているうちに一生付き合わなければならない慢性病になっていく方が多くいらっしゃいます。漢方医薬学は、病名はいろいろ違っても、原因が水毒症状とわかれば、治療薬はほぼ同じです。

水毒症状、つまり体に余分な水の溜まりがあるから起こる症状ですから、治療は簡単です。体の水抜きから始めます。

水をひかえましょう、鹹《しお》を摂《と》りましょうと、くどいほど申し上げるのも、余分の水をもたない体に整えることが病気を治す基本ですから、病名は違っても治療法に大きな違いはありません。アトピーであれ膝関節症であれ、不妊症であれ、悪性腫瘍であれ、また乳幼児であれ子供であれ、大人であれ、用いる薬も殆ど同じです。これを異病同治といいます。

江戸時代の漢方家・和田東郭《わだとうかく》は、その著『蕉窓雑話《しょうそうざつわ》』にこう述べています。

擂鉢《すりばち》に灰《はい》を入れれば火鉢《ひばち》にもなり、また土を入れれば植木鉢《うえきばち》にもなり、水を入れれば水鉢《みずばち》にもなり、真倒《まっさか》さにすれば踏段《ふみだん》にもなる。薬方もかくの如く考え工夫するべし。

この言葉を二つ目の座右の銘として、三十年間私も工夫を重ねてきました。結果、応用範囲が広く、多くの病にも体質改善にも対処できる薬方を絞り込んで使いこなせるようになりました。その代表が柴胡桂枝湯《サイコケイシトウ》であり、柴苓湯《サイレイトウ》であり、それに加え〝証〟に合った瘀血剤《おけつざい》。この三つが須藤式の特徴です。

ただし、漢方薬を服《の》む量、服むタイミング、服む期間、そして薬の処方に合わせた食べものは、何をいつ、どのくらい摂っていけばいいのかということは、顔が違うように人それぞれ微妙に違います。同じ方でも症状や季節の変化と共に変わります。そのバランスを決めるのもまた、そのときの証である、というやり方が須藤式です。

異病同治とは逆に、病名は同じなのに治療法が異なるという場合があります。これを同病異治といいます。

同じ風邪でも、体の表《ひょう》にとどまっている風邪と、裏《り》に入った風邪、半表半《はんぴょうはん》裏《り》の奥にまで入り込んだ風邪とでは、治し方が異なります。あるいは子供の発熱一つとっても、朝の発熱か、夜中からの発熱か、よくよく証をとって対応しなければ、大事《おおごと》な病気が隠れているやも知れません。要注意です。

漢方家が難しいとする病の一つが風邪症状です。皆様も思い出して下さい。症状が刻一刻と変化するのを覚えておられることと思います。風邪の漢方薬は、変化するその症状の一つ一つに処方薬が用意され、どの時点で治療するかによって処方が変わってきます。それほど急性病に関する治療は難しいとされています。

それに比べ西洋医学で投薬される薬剤は抗生物質・解熱剤・抗炎症剤と、体質が違ってもほぼ同じ薬で同病同治といわれるところです。それとは全く違う同病異治と異病同治を成し得る医学であるということ、これも漢方の大きな特質です。

数値合わせの落とし穴

頭痛、生理痛といえば鎮痛剤、熱には解熱剤、便秘に下剤といったことは、医師の診断を待つまでもなく、多くの方は手っとり早く市販薬で治めます。

検査機能が発達した現代医学でも同じです。血糖値が上がれば血糖降下薬、痛風症状が出ていなくても尿酸値が高めであれば下げる薬を処方し、血圧が高ければ降圧剤というように、原因の追求をしないで簡単に合成薬を長期に服用しているという方が非常に多いです。

対症療法である故に、同病同治である故に、現代医学はすべて一律、数値一つでみな同じ薬の服用が決められてしまいます。

それで大丈夫というタイプもありますが、危険な場合もあるということを、高血圧を例に説明しておきます。

いつも赤ら顔で、冬でも薄着で暑がっている、そういうタイプは熱に傾いている陽性《ようしょう》の方です。漢方でも黄連解毒湯《オウレンゲドクトウ》という、体を冷やす薬を処方して血圧を下げます。現代医学の降圧剤も効きますし、長期服用しなければ、あまり害もありません。

一方、ついこの間まで低体温、低血圧だったのに、ある時期から急に高血圧に変わったという方がいます。そういう方は陰性《いんしょう》で、鹹《しお》と水の量がアンバランスのために小便が出づらくなり、余分の水を溜めていつも冷えを抱えているとみます。

年を重ねると共に大多数の方は瘀血《おけつ》症状を呈します。そういう方が体が冷えて循環が悪くなりますと、毛細血管が密集する手足の指先や歯茎、眼底、肛門などへ瘀血傾向ゆえに血液が流れにくくなり巡りが悪くなってしまいます。すると人間の体のコンピューターは何とか末端まで血液を巡らそうとして、血圧を上げて正常な流れにしようと働き始めます。

ですから指先をマッサージするだけで一時的に血圧は下がります。また根本的には口から入れる飲水の量をひかえ、腎の守りである鹹味《しおあじ》を必要量食することで腎・膀胱の働きが高まり、排尿量が増え、血圧は下がる傾向になります。その場に応じた正しい食養生をすれば、自然に生体反応で血圧は下がるようになっています。

陰性《いんしょう》の方が陽性《ようしょう》の方と同じような血圧を下げる治療を行うのはいかがなものでしょう。

血圧は気候にも大きく左右されます。冬から春になり気候が暖かくなると、縮んだ血管が開きます。春の陽気から夏の陽気へと移ると、気候が血管拡張剤の役目を果たすように、さらに血管が拡がって、必然的に血圧は下がります。下がった上に、高血圧症ということで降圧剤を飲んでいると、下がり過ぎてどうにも体がダルい、散歩するのも大儀になって生活域が落ちて、ますます動きがスローになります。

重力に逆らって心臓より上にある頭にまで血液を巡らすのは大変なエネルギーがいりますが、血圧を人為的に下げていると当然、脳血流は悪くなります。ですから痴呆が始まり、認知症が進行してくると考えております。また、このような患者様が最近、大変増えてきています。

また陰性《いんしょう》の方にとって血圧を下げることは血流が悪くなり梗塞を起こす危険が増しますから、血圧が高めも危ないですが、低いのも危ないのです。

高血圧症は血管が破れる心配はありますが、血圧ゼロ、体温ゼロは死の世界。血圧が低いということは、それに近くなるということですから、本当はもっと怖がらなくてはいけないのです。

同じ高血圧であっても、耳鳴りであっても、頭痛であっても、陰性《いんしょう》か陽性《ようしょう》かによって治療は違ってきます。現代医学はそれを一律に治療するから問題な上に、日本人は陽性《ようしょう》の方より〝陰《いん》極まって陽《よう》〟となった方が多いということを考慮しておりません。そこが数値合わせの大きな落とし穴です。陰陽の物差しは、数値よりも確かです。

鍵と鍵穴を合わせる

ある学会のセッションで、日本を代表する漢方の名医のお三方が、一人の患者様の症状に対してそれぞれどういう処方を出すかという、一種の実習討論が試みられたことがありました。

結果は三人三様、もののみごとに証《しょう》のとり方も薬方も違っていました。拝聴しながら、私ならこうすると思った処方もまた、お三方とは別でした。

これは、どの治療法が正しくて、どれが間違っているとかいう話ではありません。実はどなたの処方も誤りはない、正しいのです。

ちょうど富士山にいろいろな登り口があり、どのコースで行ってもいつかは頂上に着くように、漢方医薬学の治療法は、漢方家一人ひとり違うことが多々あります。漢方の物差しは個々に異なり、頻要処方はそれぞれ違いますが、みな正しい。ただ治り方に時間差があります。

往々にして医療者の性格と治療法は似るところがあって、大胆な性格の先生は大胆な処方を使われますし、温和な先生は補剤を中心とした穏やかな処方を使用されることが多いように見受けます。私は薬剤師であり、来局される患者様は慢性的に症状が推移している方が多く、ご高齢者が大半です。ですから私が薬を決めるときは、そのときの体にピチッと合ったお誂えの服を着せるようなことはいたしません。同じ患者様に次にお目にかかるのは十五日から三十日後になりますし、ご遠方の患者様が多いため、少々だぶついた洋服のように作っておリます。時間はかかっても確実に安心安全な薬方を心掛けます。

そして患者様に陰陽五行論による食養生をご指導して、食と薬を重ね合わせたとき、初めてその方のそのときの証と一致する、鍵と鍵穴とがピタッと合った状態になり、正しい治療薬が出来上がり、もののみごとに治ります。それを方証一致《ほうしょういっち》といいます。須藤流は食と薬が合体して初めて一つの治療方法が完成します。

もし、対面したときの体型にピッタリ合った、モデルさんが着るようなピチピチの服であったなら、わずかでもやせたり太ったりしたとき、もうその服ではサイズが合わなくなってしまいます。薬方も同じです。

人体は、ちょっとした食べも

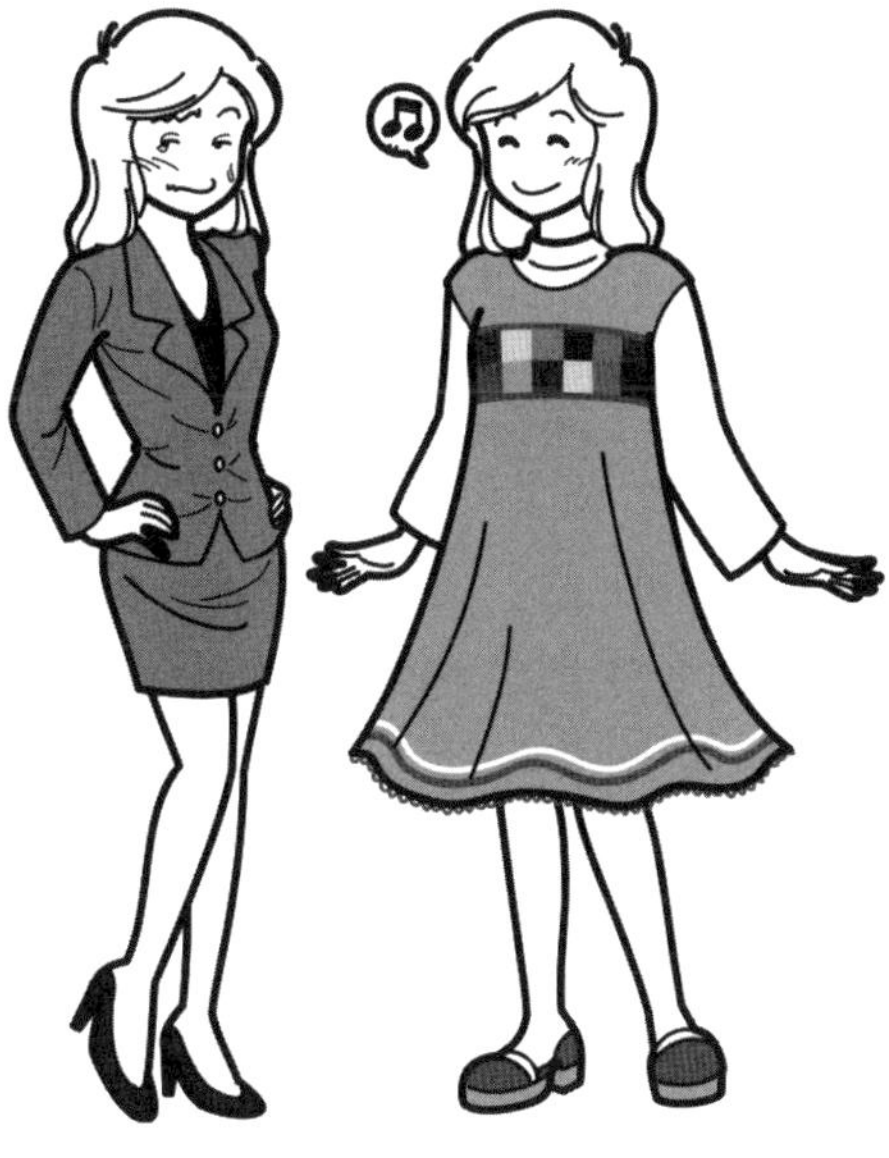

のの加減や運動量、大小便の出方など、さまざまな影響を受けて一週間後、十日後には微妙に変化していきます。洋服ならそのつど着替えることも出来ますが、薬はそうはいきません。

「処方はシンプルに」と教えられた渡邊先生はまた、こうもおっしゃっています。

「当てもん漢方はやるな」と。

これがダメなら次はあれ、あれもダメなら今度はこれ、というように、とっかえひっかえ薬を変えるなんて、とんでもないことです。これは病《やまい》の全体像が見えず、治療計画が立てられていないからです。いわゆる漢方薬を使用していますが、考え方は西洋医学のように対症療法をしていることになります。

私のところでは、難病の方は当初は三日、一週間と間隔短く来局して頂く場合もありますが、だいたいは二週間とか一ヵ月、あるいは症状が安定してまいりますと、遠隔地の方は二ヵ月や三ヵ月に一回くらいのサイクルでしかお目にかかれません。

その間の変化は人それぞれにさまざまです。

だから少しだぶつくぐらいのゆとりをもった服を着ておいて頂いて、そのときそのときの状態に応じて食べものの食味・食性で補正していくというほうが、方証一致、鍵と鍵穴がピタッと合うようになります。時間はかかっても必ず治ります。ですから須藤式として頻要する柴桂湯《サイケイトウ》、柴苓湯《サイレイトウ》は大きめサイズだと心得て下さい。

とくに強調したいのは、方証一致にもっていくには薬だけでは絶対ダメ。どうしても食養生は欠かせません。その上、良くなり廃薬した後も健康を維持するには食養生が自然体で身についていていなければなりません。また気分も相当影響することも明らかになってきています。

「まだ治らない」と愚痴ることと、「これだけ良くなった」と喜ぶ気持ちとの違いは想像以上に大きいのです。笑うことが癌《ガン》患者の免疫力アップに効果があると、データ的にも実証されていますし、重病の方、難病の方が奇跡のようなものを呼び起こせるのも、気血水の気の力です。

常にポジティブに、気を明るくもつことと食の要素が加味されることによって、漢方薬の相乗効果も大いに期待できるのです。

食養生のすすめ

豊かさ故に病気を買う

須藤式の食養生といっても、特別に難しいことを勧めているのではありません。かつて私たち日本人が食べていた日本の伝統食、それに戻しましょうよ、と提案しているだけです。

思い返してみて下さい。

昭和の初め頃までの日本、敵《かたき》のように言うわけではありませんが、まず自動販売機など見当たりませんでした。道端でいつでもどこでも手軽に飲料水を飲むなど考えられない光景です。

各家庭の食卓は、ごはんに味噌《みそ》汁、納豆や梅干し、漬物といった質素なものでしたし、子供のおやつも芋かトウモロコシ、もち菓子がせいぜいです。チョコレートやケーキというような甘い高価なものは、よほどの家でなければ口にできないものでした。

とくに卵は貴重品でしたから、運動会や遠足など特別なときのお弁当に初めて卵焼きが入っていたくらいで、それが高タンパクな上等のおかず、牛肉など滅多に口にしなかったと記憶しています。

子供の頃、田舎のおばの家を訪ねたとき、歓迎の気持ちで飼っていたニワトリの首を刎《は》ねて、すき焼きをご馳走してくれたのが忘れられません。それほど肉文化というものは、日本の一般社会にまだまだ根付いていなかったわけです。

ところが戦後、だんだん豊かになるにつれ、まず甘いものが多くなりました。

たとえばバナナ。これも遠足のときにしか持たせてもらえなかった高価な南国の代表的な果実です。しかし今は、ひと山いくらで安価に入手できるようになりました。またリンゴやブドウはもっと酸っぱかったし、ミカンなど柑橘類は相当酸っぱいものでした。

昔の日本人にとって、果実は甘いおやつではありません。有機酸を摂取するために必要な食べものであったわけです。

今のように品種改良されて何でも甘い甘い果実になってしまっては甘味の摂《と》り過ぎ、水分代謝を司《つかさど》る腎・膀胱にとって害になるばかりです。ご高齢の方はご存じだと思いますが、かつて尿の出の悪いときにはスイカが良いと民間薬的にいわれていました。それは野菜の胡瓜《きゅうり》に少し甘味がついたようなかつてのスイカであって、今のスイカではありません。また白砂糖は貴重品でしたから、かつては家庭料理でも多くは使用せず、黒糖であったり黄ザラメのミネラルの多い粗糖を使っていたものです。

食材が変われば調理方法もすっかり変化してしまい、かつては醤油《しょうゆ》に味噌《みそ》・鹹《しお》・酢《す》が味付けの代表格で、油はあまり使いませんでした。

昭和三十五、六年頃、中学校で家庭科の実習授業のとき、台所用洗剤というものを使ったのを鮮明に覚えています。その頃から日本の食卓に油料理が増えてきました。

身近な食生活の変化を、あれこれ細かく数え挙げればきりがありませんが、もう一つ例に挙げると肉の消費量が増大したことです。しかしそれにセットされている調味料が日本には根付いていないことです。

ヨーロッパに行ってみて、なるほどと合点したことですが、肉文化の国ではびっくりするほど多種多量の香辛料を使います。日本人の代表的な肉料理のすき焼きは砂糖と醤油仕立てであって、香辛料は殆ど使いません。焼肉にしろステーキにしろ、その他の肉料理であっても香辛料の使用量はかなり少ないです。

小学生の理科のある教科書に、ワサビを入れたガラスビンに羽虫を入れると死んでしまうという実験結果が記載されていました。香辛料は気の病《やまい》を治し、解毒剤でもあり防腐剤の働きもしますから、腸の長い日本人は肉を食べるとき、それなりの多くの香辛料と一緒に口に入れないと、腸の中で腐敗が始まります。とくに牛など大動物の新鮮な肉は固くて食べられませんので、しばらく時間を置いて柔らかくなってから調理しますので、より多く香辛料を使わなければなりません。

ということは、香辛料も使わず肉を食べて、さらに便秘というと、どうなるでしょう。

欧米人より長い日本人の腸の中に二日も三日も蕩《とろ》けた肉が溜まっている状態にあるということです。体温三十六・五度と同じ気温のところへ二日間、肉を放置したままでいると異臭がし、ドロドロと溶けてくるのと同じです。

三日目に便が出るならまだいいとしても、便秘症の方の中には五日も一週間も十日も半月近く出ないのが普通という方もいますから、腸内はヘドロ状態、大腸癌《ガン》になっても不思議ではありません。

漢方は自然原理を基《もと》としていますから、治療に行きづまりますと、自然現象に照らし合わせて考えてきました。それも漢方の物差しの一つで、たとえば、こんな結果もあります。

ズボラな主婦でもしないでしょうが、実験的に鹹気を効かした濃い味噌汁を、夏の暑いときに十日ほど放置しておいても腐りません。反対に漬物でも鹹気の少ないものはすぐ腐ってドロドロになり、食べられません。鹹加減一つで、それほどの違いがあります。

梅干しもそうです。塩分をひかえて糖質を加えるから腐りやすい。だから今どきの梅干しは一年の賞味期限が付けられているわけです。

鹹をしっかり効かした昔の梅干しは百年、二百年たっても水分は抜けますが腐りはしません。ちゃんと食べられますし、高価で貴重な品とされています。

梅干しは、とくに肝腎要《かんじんかなめ》の肝と腎を守る代表選手、優秀な食品です。体力のいる仕事に従事する方のお弁当は、日の丸弁当といってごはんに梅干し、あるいは鮭弁当が中心でした。

昔の方ほど感覚的にバランスのいい食生活をしていたわけで、健康を願うのなら、そこへ戻しましょう、日本の伝統食を頂きましょう、ということです。豊かになった故に病気まで買っているのが現代です。

先天の精は腎・後天の精は脾

少し専門的な話になりますが、『黄帝内経素問《こうていだいけいそもん》・霊枢《れいすう》』に、「先天の精は腎、後天の精は脾」という言葉がみられます。

私たち人間の生命を司《つかさど》るのは腎であり、健康で長寿を全《まっと》う出来るかどうかは腎の働きにかかっているという考えです。

前章でも触れましたが『素問』には「腎の終始」とも記されていて、読んで字の如く「腎に始まり、腎に終わる」という意味で、腎の守りの鹹味《しおあじ》を大切にして必要量をバランスよく摂取していると、長寿で健康に過ごせるということです。

一方、「後天の精は脾」というのは、母親からの授乳が終了してからは、口から食べるものが入り、それを脾がエネルギーに変化させ、各臓腑に送り生命を維持していくことを表わしています。

言い換えれば、たとえ虚弱体質であったり、消化器系が弱いとか、その他さまざまな体質的に歪《ひず》みをもって生をうけたとしても、口から入れる食べものによって正しい体に造り変えていくことが出来る、ということを意味しています。その指針となるのが〈五味の調和〉です。

図（巻末折込み参照）を見ながら説明します。

五味とは酸・苦・鹹・辛・甘の五つの味で、加えて五性というのは寒・熱・温・涼・平を指します。これを食に当てはめるときは食味食性、薬の場合は薬味薬性といい、須藤式漢方では食即《イコール》薬という考えを基本としていますから、この五味五性の調和に則って食養生すれば、体の歪みを正して生涯健康、どんな病気も治らないものはないと確信しています。

養生法はいたってシンプル、難しいものではありません。

「寒《かん》なる者はこれを熱《ねっ》し、熱《ねっ》なる者はこれを寒《かん》する」と、これも『黄帝内経素問』にある言葉です。皆様方も冬の気温の低いときには衣類を重ね暖かくし、暑いときには薄着をして涼しくしますでしょう。それと同じように口からも寒いときには温かくなるものを食べ、暑いときには涼しくなるものを食べることです。理屈はそれだけです。

それを衣食住の衣と住で調節する方法は誰でも知っていますが、食によって体の寒熱を整えることが健康の元だと知って食生活をしている方は少なく、まして実践している方となると殆どいないのが現実です。

近ごろ「食育」という言葉をよく耳にするようになり、食育をうたった料理人によるレシピ本や、何々病に効く献立、あるいは漢方式食生活でメタボ解消といった類《たぐい》の出版物がたくさん目につきますが、一般の料理本と大差ないように思えます。

日々の積み重ねの食養生があってこそ、その結果生まれた新生正常細胞と病んだ細胞とが入れ替えられ、正しい健康な体に変化していくのだと私は考えています。それが一回や二回、そういう本で紹介された料理を作って食べたからといって、病んだ体がすぐに良いほうへ変えられるものでしょうか？　私はそうは思いません。

私が提唱する〈五味の調和〉に則った食養生は、それらとははっきり一線を画します。

第一に、それらの出版物に共通しているのは減塩思想です。この点が全く逆であることは繰り返し述べてきたとおりです。「先天の精は腎」あるいは「腎の終始」といわれる大切な腎、その腎を守るのは鹹です。

こういうと一般の方はともかく、腎臓を患って減塩を心掛けている方からすれば、とてもにわかには信じ難いであろうと思います。しかし、これもまた事実です。一足す一は二と覚えたように、そのまま納得して頂くしかありません。

塩と鹹の違いは再度、前章を読み直して確認して下さい。

五味は五臓六腑の守り味

自然界からの季節の恵み、その季節・季節の恵みを旬《しゅん》のものとして、古来より日本人は大切に感謝して食べてきました。その季節、その土地から穫《と》れるものが私たちの体を育て、守り、その体調を正しく整えてくれることを感覚的に知っていたのです。

今日では、どんな食物にどんな栄養素が含まれているか、科学的に分析解明されていて、その結果、日本人の食生活はどうなったのかというと、本来、食物が持っている栄養素だけをチョイスして錠剤にしたり、ジュースに加工して手軽に摂取するようになりました。

それで日本人みな病気知らずになったかというと、現実は違います。難病奇病が増え、治りきらずに慢性化する病人は増える一方です。

〈五味の調和〉を見るとわかるように、科学的分析など思いも及ばなかったはるか昔から、食べものには体を温めたり冷やしたりする力があることを経験的に知って、暑い夏には体を冷やすもの、寒い冬には体を温めるものを食べて自然界との調和をとって寒熱を整えてきました。

また、水毒症状で冷えに傾いている方には温かくする食べものを、血毒症のため熱に傾いている場合は体を冷やす食べもので、うまく寒熱のバランスをとるようにしてきたのです。その基礎となるのが酸・苦・鹹・辛・甘の五味と、寒・熱・温・涼・平の五性です。五味と五性は次のような関連です。

一、酸味は体を涼しくする。

一、苦味は体を寒《ひ》やす。
一、鹹味《しおあじ》は体を温かくする。
一、辛味は体を熱くする。
一、甘味は体を平《へい》に保つ。

よく勘違いされるのは、たとえば苦味のコーヒー。ホットで飲めば体を温めると思いがちですが、ホットであろうとアイスで飲もうと、コーヒーそのものは体を冷やします。そういうことを〈五味の調和〉で学んで下さい。

五味はまた、それぞれ五臓六腑を守る味であり、その関係は次のとおりです。

一、酸は肝・胆を守る。
一、苦は心・小腸を守る。
一、鹹は腎・膀胱を守る。
一、辛は肺・大腸を守る。
一、甘は脾・胃を守る。

逆にまた、五味はそれぞれ五臓六腑を害する味となる場合もあり、相剋《そうこく》の法則といいます。その関係は次のとおりです。(図では……▶で示されています)

一、酸は脾・胃を剋《こく》する。
一、苦は肺・大腸を剋する。
一、鹹は心・小腸を剋する。
一、辛は肝・胆を剋する。
一、甘は腎・膀胱を剋する。

これは私が言っているのではありません。私のお師匠さん、そのお師匠さんのお師匠さんと何代、何十代にもわたって受け継がれてきた漢方の考え方です。

具体例を挙げますと、秋には肺・大腸が傷《やぶ》られるので辛味を食すると良ろしいが、食べ過ぎると肝・胆が剋されるので酸味を加えます。酸味は脾・胃を剋するので甘味で中和する、というように辛・酸・甘の三つの味を兼ねたものを食べると、それが三臓三腑の守り味となり、秋を健康に乗りきれる有り難い食べものとなります。その代表選手がラッキョウや生姜《しょうが》の甘酢漬けです。

もう一つ例を挙げますと、夏の守りであり、新しい血液を作る材料となる緑色苦味の野菜は、食性としては寒《かん》であるため肺・大腸を剋しますので、辛味と鹹味を足します。そうすると苦味がおいしくなると共に、夏の暑さにも対処できます。たとえばニガウリの鹹漬けにはおろし生姜をかけて頂きます。

また冬に春菊、ホウレン草などの苦味野菜を食するときは、夏より多くの山椒や刻み生姜などの香辛料を加えておひたしにします。

苦味の蕗《ふき》のとうを酒（辛味）と醤油（鹹味）で佃煮にして食べるとか、あるいはおぜんざいの甘味は脾・胃を守りエネルギーの基となりますが、腎・膀胱経を剋するので隠し味に鹹を入れたり、塩昆布や漬物を添えて食べるようにします。日本人の伝統食には知らず知らずのうちに漢方の理論が入っていて、各家庭で代々伝えられてきた素晴らしい知恵が詰まっています。

お雛祭に、春の守りである酸味の料理の代表のちらし寿司、京都では秋、ズイキ祭に里芋（辛味）をお供えするというのも、季節と食味食性を考えた見た目にも美しい献立の代表といえます。

須藤式漢方治療は、そういう日本の伝統の食生活に戻そうというのが大前提です。

食の生活習慣を見直そう

考えてみて下さい。

日本の漢方医薬学が体系化され、漢方薬や養生法がほぼ定まった江戸時代と、平成の現代と何が変わったのでしょう。

江戸時代には血圧計も体温計もありませんでした。それでもちゃんと漢方医学は成り立っていました。逆にいえば、江戸時代の食生活の中で漢方医薬学が立派に機能してきたのです。その同じ理論をもって人体の歪《ひず》みを正し、病気を治していこうとするなら、江戸時代の食生活に戻すことから始めなければなりません。

何も江戸時代まで遡らなくても明治から大正、昭和三十年代あたりまで私たち日本人が食べていた日本の伝統食に戻しましょう。それについては、本章の初めに述べたとおりです。

人体は十年、二十年単位で、そうそう変化するものではありません。百年、二百年もっと長いサイクルでみれば、あるいは日本人も欧米人並みに大腸の長さが短くなり肉食に向いた体を持つかも知れませんが、戦後六十数年、その間に激変した食生活に日本人の体は対応できていません。悲鳴をあげているのです。

確か四、五十年前には老人病といわれていたものが成人病と名を変え、最近は生活習慣病といわれています。

これ、何を意味しているのでしょうか。

少なくとも昭和の中頃ぐらいまでは、長年生きてきた高齢者にしか罹《かか》らないとされた病気、たとえば心筋梗塞や脳梗塞、癌《ガン》といった、いわば死に至るとされる病気が年々若年化してきたため、成人に多い病気と認識されるようになりました。それが今では年齢に関係なく子供や若年者にも怖い病気が増加していて、そういう実情に合わせて生活習慣病と呼ぶようになったのです。メタボリックシンドロームも同様です。それほど老いも若きも日本国民は病んでいるということです。

結局、生活習慣病とはいうものの、実は食の生活習慣病、あるいは食生活の習慣病です。それ以外に原因はありません。食の乱れが幼児から高齢者まで年齢を選ばず深刻な病人にさせているのです。

子供のアレルギー疾患は多く、子供の白内障もあります。小学生で脳梗塞、小児癌も増えています。その上、近年とくに多いのが四十代、五十代の壮年期の方たちがいとも簡単に突然発症して死亡するケースです。かつて老人病、成人病と呼ばれた病気の低年齢化が大変な勢いで進んでいる証拠です。

一方、高齢化に伴って治らない病気も増加しています。治るというのは薬のいらない体に戻すことですが、治らないからずっと薬を服《の》み続けることになり、その薬の副作用でやっかいな病気がまた増えて、悪循環の果てに医原病といわれる言葉も聞かれるようになってきました。

生きている限り社会生活が出来る体でなければ、長生きがかえって苦しくなります。ベッドの上がすべての生活になることは避けたいものです。

食は命のもとです。私たちの体を守るのは、口から頂く食べもの以外にありません。言い換えますと、体は食物の化身です。正しい食材を選び、そのときそのときの状態に応じた五味を選んで、また組み合わせて召し上がって下さい。

食の生活習慣を見直して下さい。今日、私が頂いた食事は、私の体に良いものであったかどうか。私の体に悪さするものではなかったかどうか。自分に問いかけて、薬に頼る前に、まず食から改めましょう。

〝命〟ある食べものに悪いものはない

これほど医学が発達した社会で、健康に関する情報が巷《ちまた》にあふれている時代など、かつて日本にはありませんでした。誰もが健康でありたい、若くありたいと願っている証《あかし》ともいえますし、逆にいえば健康に不安を抱いている証拠です。

裏返せば、あまりにもスポット的な健康情報があふれている故に、かえって自分の体を守る正しい方法がわからなくなっているのです。間違った常識にとらわれ、宣伝に惑わされて、あっちつまみ、こっちつまみして何とか治そうと試みるけれども、トータル的な確信のもてる健康法を見い出せていない、そういう方が非常に多くなっています。

テレビの影響で、即日スーパーの店頭から品切れ続出という品目が毎日入れ替わるといった社会現象など、もっての外です。皆スポット情報に振りまわされて、コロコロ変わる。そんな食養生などあり得ません。

再三繰り返しますが、須藤式食養生の基本は〈五味の調和〉です。三千年昔から伝わる理論ですから、時代が変わろうとも正しいものは正しいのであって、実際に人体を通して証明されてきたのですから、これほど確かなものはありません。

ここで誤解されやすいので改めて申し上げますが、欧米の食文化を否定しているのではありません。肉食は一片もダメといっているのでもありません。欧米人には欧米の気候風土に合った食文化が育《はぐく》まれてきたように、日本人には日本の風土に合った食文化があるということを知った上で、健康な方がたまに肉食されるのは一向に構いません。それに見合った量の香辛料なり野菜と一緒に食べるのであれば問題はありません。

要はバランスです。

欧米人は、日本人に比べますとかなり多めの肉食をしますが、使う香辛料の種類も量も相当なものです。またヨーロッパ大陸は水成岩で出来たアルカリ大地ですので、酸性の肉を食することでうまくバランスをとっているのです。

私は外国へ行くと、その国の観光名所よりも、好んで庶民の行く市場を見てまわることにしています。そうすると、その国の方が何を食べているのかよくわかります。市場に並ぶ食材を通して、それぞれに違ったお国柄が理解できますし、その国の方が食べるものは気候風土と密接に関係していることを、改めて強く実感します。

エベレストで貝殻が見つかったり、岩塩が発見されたことからもわかるように、ヨーロッパは海がせり上がって出来た大陸で、土の中には海のミネラル成分がそのまま含まれています。ですから、火山列島である日本の土地で育ったホウレン草と、ドイツで栽培されたホウレン草とは、ミネラル成分が全然違うという実験データが出ています。

日本国内でも、その土地その土地に根ざした食材があり郷土料理の伝統があります。たとえば北国の漁師さんに京都のうす味料理を食べてもらって、それで海へ送り出すなんてことは出来ません。漁師さんには漁師さんの労働に応じた食というものがあるわけです。個人差はもちろんあります。

水をひかえましょうといっても、水が悪いのではなく、摂《と》り過ぎが悪いのです。重要なのはあくまでもバランスです。どこの国のものであれ、どこの土地のものであれ、食べものに良い悪いがあるわけではなく、すべて自然の命ある食べものは良いものです。今の自分の体に合うか合わないかです。

体によくないのは、鹹《しお》が塩に変わったから、黒糖がまっ白の砂糖になったから、酸っぱい果実が甘く甘く改良されてしまったから、とくに夏の暑さを乗りきるのに必要な苦味の食材が少なくなったからであって、本来、〝命〟ある食べものに悪いものなどありません。

全体食として頂く

赤くて太い根っこに細い葉っぱ、人参はその姿で生きています。その姿のままでバランスがとれて生きているのですから、根っこの部分も葉っぱも大切な食材として工夫して口から食べることによって、私たち人間は人参のバランスを丸ごと頂いているわけです。

魚にしても同じです。鯛《たい》も鰯《いわし》もあの姿のままでバランスよく生きているのですから、出来るだけそのままみな口に入れるのがベストです。それを全体食《ぜんたいしょく》といいます。食べものの命を丸ごと頂くことによって、私たちの命は支えられているわけです。

ですから、お刺身はご馳走ですが、魚の筋肉だけとって食べていることになりますから、全体食にはなりません。同じ魚でも小魚は頭から尻っぽ、骨から内臓まで、健康な魚の命を丸っぽ一匹食べることになりますから、全体食です。

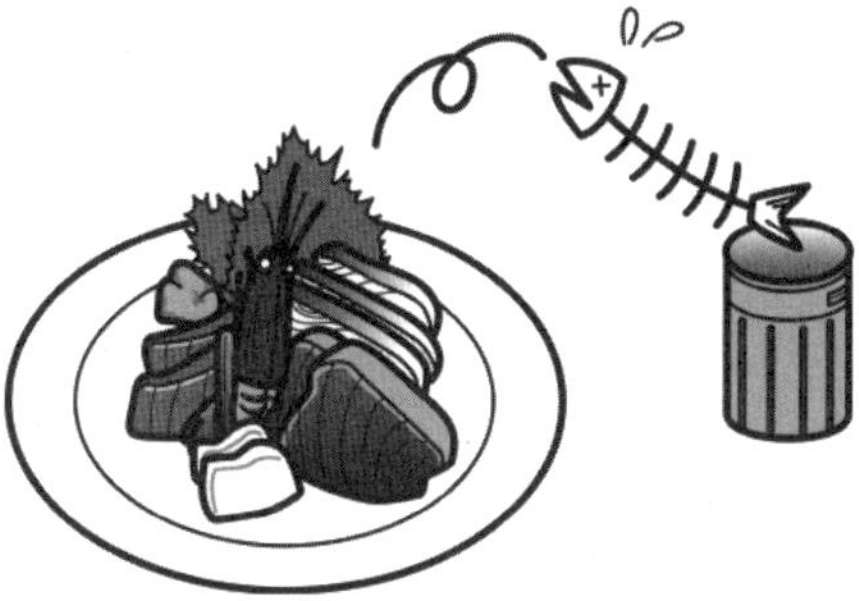

緑の野菜の緑は、太陽の光を浴びなければ育ちません。ということは、緑の野菜を食することによって、間接的に私たち人間は太陽のエネルギーをいっぱい体に入れているわけです。

根は土の恵み、魚や海藻は海の恵み、食材となるものに無駄なものはありません。

米は一般に玄米がいいといわれるのも、玄米は撒くと命が芽生える状態の米であって、生きた全体食だからです。

鹹《しお》もそうです。天然の鹹には九十四種類ほどのミネラルが含まれているのに、それが市場に出まわっている殆どの塩は塩化ナトリウムだけの化学塩であり、その他のミネラル分はゼロに近いです。これでは全体食とはいえません。生命の源であり〝先天の精〟である腎の守りの鹹が化学塩に置き換わり、その化学塩を使用して味噌《みそ》・醤油《しょうゆ》など、さまざまな食品、また第二加工品が作られているわけですから、鹹が全体食から外れた罪は重大です。

といっても、健康な方にあれはダメ、これを食べろと強要するわけではありません。問題は今、病気の方。病名はまだつかないけれど体に何らかの不調を感じている方。そういう方ほど全体食を食べるように心掛けて頂きたいと思います。

ただし、いくら全体食がいいといっても、胃が悪いのに消化しにくい玄米を食べるのは問題です。

要は、今の自分の体に合っているかどうか、度量衡ではバランスを計ることが出来ないのと同様、食もまた固定的に考えないことが大切です。

主婦は一家の食医である

癌《ガン》難民という言葉をしばしば耳にいたしますが、癌以外でも現代医学からははじき出された重い病状の方はたくさんいらっしゃいます。

病気なのに、もはや打つ手もなく、どこの病院でも受け入れてもらえない方。薬も気安め程度に処方されるだけという方。慢性疾患も含めて、そういうつらい状態に置かれている方が増えています。

たとえ先の見えない病状であっても、一日の朝に大便が出るようになり、小便も五、六回スムーズに排泄できて、細々ながら正しい食べものが口に入れられるようになれば大丈夫、その方は生きていかれる、と私は思います。

その営みを一日、二日、三日、一ヵ月、一年と積み重ねることによって、善《よ》い細胞は活性化し、古い細胞や悪い細胞は死んでいって、新しい細胞に入れ替わります。要するに、私たちの体を構成している六十兆という細胞は、口から入れる食べものでしか作れません。

そういう意味で、食は命の元なのですから、正しい食材を少量ずつでかまいませんから無理せずに、そのときの四分目、そのときの六分目、そのときの八分目を体調に合わせて頂きましょう。そして口から入れたものをちゃんと消化吸収し、余分なものは大小便二つの穴からスムーズに出す循環をつくりましょう——。

私の治療法、養生法はそれだけです。単純明快であって、一番大事なことです。その方法で、現代医学からはみ出された重病、難病、慢性疾患の患者様方の治療に当たらせて頂いています。

漢方薬の効用と同じ比重で食の大切さを訴えたいと願う薬剤師はあまりいないと思いますが、古典を繙《ひもと》くと、なるほどと合点のいくことが記されています。三千年昔、中国は周王朝の時代、皇帝の一番近くに仕えることが出来たのは食医で、次いで疾医、瘍医、獣医はそれに継ぐものと定められていたそうです。

食医というのは、皇帝の健康を守る大役で、その食事を作る人のこと。疾医は薬を用いて治療に当たる人で、三番目の瘍医というのは鍼・灸などによって治療を施す人のことで、食や薬は扱いません。

つまり食医というのは、国の王様から信頼され尊敬される一番尊い役位であり、当然、五味五性の理論を基に旬《しゅん》の食膳を心掛けていたわけです。

そのことを思いますと、平成の世に〈五味の調和〉に則った食養生をお勧めし、病《やまい》に応じた食をご指導申し上げる私の立場・職務の重さに改めて身が引き締まる感を覚えます。さらなる研鑽を重ね国民医療に貢献してまいりたいと思います。

私を含め、日々台所に立つ主婦の役割は、まさに一家の食医であると思います。ですから、患者様が男の方であった場合、私は必ず奥様とご一緒に来局下さいとお願いしています。重い症状の方であればあるほど食は大事ですし、その食を預かる奥様が非協力的であったなら治るものも治りません。

こんな例もあります。

ご本人は治りたい一心で食べたいものも辛抱して飲みものもひかえ、ちゃんと指示どおり食養生もし、処方薬もきちんと服《の》んで頑張っているのに、そのそばで家族は別メニュー、ご馳走をパクパク食べてビールも飲むというのでは、これもまた治るものも治りません。

想像してみて下さい。漢方薬の十日分、二十日分の薬の量など多くても両手いっぱいしかありません。対して、一日三食同じ日数分の食事というと、大変な量になります。それをイメージするだけで古来、薬は小薬、食は大薬といわれる意味も頷《うなず》けるはずです。

一番良ろしいのは、日本人の誰もが、男女の別なく自分が自分の体の食医であると自覚して頂くことです。そうすれば国の医療予算も減少すること受け合いです。

断食も治療の一つ

風邪は急性病です。悪寒《おかん》に鼻水、咳、発熱と刻々と症状が変化しますが、他の病気と同様に風邪もまた気《き》・血《けつ》・水《すい》のバランスが崩れたために生じます。おさらいしておきますと、自身の処理能力以上の飲食を口にし、腹中を冷やした結果、スムーズに水が流れなくなって胃腸に水溜まりが出来て、それが大小便で排泄されず、皮膚からも発散できず、余分な水が上半身に逆流して起こる現象です。頭寒足熱ではなく、頭熱足寒になったために項背がこわばり、喉が痛み、鼻水が出て、咳も止まらない。そのうち発熱してくるのも寒邪《かんじゃ》を体内に入れないための生理反応です。

そうした原因と理屈がわかっていれば、市販の咳止めや解熱剤で症状を押さえ込むのではなく、時間は少々かかっても、まず口から飲むもの食べるものを断ち、足元を暖めて、頭寒足熱を心掛けて安静にしてもらいます。そうすれば体は自然に整って、漢方薬の力を借りなくても風邪《ふうじゃ》はひとりでに抜けていきます。

インフルエンザでも膀胱炎でも理屈は同じです。ウィルスや細菌の感染で発症する病《やまい》に対して、漢方薬には抗ウイルス剤や抗生物質のような働きをする薬はありません。ただ、溜まり水にわいたボウフラを退治するのに、その溜まり水を処理して水の流れを良くしますと、ボウフラは必然的に死滅します。その理屈で治療にあたります。

過労などによって人体の腎・脾が弱り日常的な食物量が消化しきれなくなっ

たのか、あるいは過飲食をして鹹《しお》の濃度のバランスが崩れたために腹中に溜まり水が出来てボウフラがわいたのかと、漢方的な物差しで原因を探ります。原因がはっきりすれば、治療法も決まります。正常な体に整えるために体の余分な水を抜くことから始めます。

　飲まない食べないというと、それでは体がもたないと大方は心配されますが、大丈夫です。余分の水があって、腹中の冷えのための罹患ですので風邪どころか、癌《ガン》であっても一緒です。断食に近い治療から始めます。来局された時点で相当に衰弱されていても、自覚的に腹がすくまで飲まない食べないをまず実行して頂きます。空腹を感じ始めると、緑色野菜の入った味噌《みそ》仕立てのオジヤを中心に食して頂くことになります。

　もちろん患者様ご本人もつらいでしょうけれど、兵糧攻めは癌細胞にとっても苦しいはずです。

　癌というのは字の如く、私は、品ものを山のように食べる方、とくに白糖を大量に使用した腎を剋する食べものを好んでよく食べる方が罹《かか》りやすいと考えていますから癌細胞の成長を兵糧攻めによって押さえます。そうしながら、一方で薬を処方して気・血・水の循環がうまくいくようになれば、自然治癒力によって体は正常に戻ろうとします。

そういう力がつくまでなかなか辛抱しづらく、相当の苦行だと思います。現代医学の常識とは趣きが違い、抵抗を感じる方もあろうかと思います。ですが、それが経験に裏打ちされた須藤式漢方の理論であり、断食はさまざまな病態に有効な治療法の一つと考えています。

術ありて後に学あり

私にも苦い経験があります。

薬局を開いて間もないころ、知人の紹介で風邪の患者様が来局されました。体格のいい中年の男性で、今朝から急に喉が痛くて寒気がするとのことでした。習い覚えたとおり、一日三回三日分の風邪の初期に使用する葛根湯《カッコントウ》を投薬したところ、翌日その方から電話がかかってきました。

「薬を一包服《の》んだあと、皮膚に赤い発疹が出てきたけれども、処方どおり二包目も服みました。すると赤い発疹が体中に広がって、かゆくて仕方ないので薬を服むのは止めました」という報告を受け、驚きました。

葛根湯《カッコントウ》は大方がご存じの漢方薬の代表的な風邪薬ですし、構成生薬は葛根に麻黄《マオウ》、大棗《タイソウ》、桂枝《ケイシ》、芍薬《シャクヤク》、甘草《カンゾウ》、生姜《ショウキョウ》の七味しか入っておりません。大方は食品としても使うものばかりです。薬らしい薬といえば麻黄と芍薬ぐらいなのに、まして最初の一包だけでそんな症状が表《ひょう》に現われるとは、漢方薬もえらい力があるものだと、逆に感心させられたものです。

その方は、一見して平均よりかなり過剰気味の体重で、心臓に負担がかかっていて血滞症状を呈していたことと、おそらく日頃から便秘傾向の方だったたのではと、今では推察できます。

そういう体の状態であるなら、第一に便通を整えることが大切ですから、そのための食養生をご指導した上で、心臓を守るための血剤を加味した薬を調合してあげるべきだったと、初めてのこの体験は、大きな学びとなりました。

それから今日まで、多くの患者様を通して学ばせて頂いたものは、書物からは得られない貴重な経験となり知識となり、須藤式ノウハウの土台を支えるものとなっています。

そのことと関連してよく思い出すのは、中国へ行ったとき、南陽の張仲景国医大学学長のお孫さんが、私たちを歓迎する会の席でスラスラと『傷寒論《しょうかんろん》』の序文を暗誦してみせたことです。大人でも読むのが大変で、そうたやすく覚えきれるような書物ではありません。よくもまあ暗記したものよと感嘆し、驚きもしましたが、だからといって、その子に病気が治せるわけではありません。

大切なのは原理原則を使いこなせるかどうかということです。一人ひとりみな顔が違うように体質も違いますし、同じ病気であっても経過も病状も異なるのですから、杓子定規に一律に対応するわけにはまいりません。漢方の原理原則を踏まえた上で、ていねいに証《しょう》をとって、どのようにバランスを考えて応用していくか。そのときにものをいうのが、臨床の場で積み重ねてきた経験と、経験に裏打ちされた勘《かん》です。この勘は加持祈禱《かじきとう》で出てくるものではありません。あくまでも漢方医薬学の学習・経験の積み重ねに伴って出てくる力です。本の知識やデータだけでは身につけられないものです。また医療者自身が健康でなければ、もちろん感じとれません。

漢方家として名を残された方々は、豊かな学識と共に、おそらく勘が良く働き、漢方医薬学の応用に優れた名医であったのだと思います。『傷寒論』を暗誦してみせた中国の少年の姿を思い出すたびに、胸に浮かぶ歌があります。

術ありて後に学あり
　術なくて咲きたる学の花のはかなさ

昭和の大漢方家といわれ、歌人でもあった大塚敬節《おおつかけいせつ》先生の歌集『杏林』にある一首です。

私はこの歌が大好きで、治療者として大切にしている三つ目の座右の銘です。

来た道を戻って若返る

漢方医薬学の理論を知って、
陰陽五行論に納得して、
気ままな食生活を見直して、
〈五味の調和〉に則った食養生を実践して、
何としても元気になりたいと願う病気の重い方、難病の方ほど徹底されます。
ところが病気の軽い方、未病の方、若い方ほど、ある意味、懸命さが足りません。

それは致し方のないことであり、それはそれで良しとしますが、でも考えてみて下さい。誰でも今の若い姿は明日にはありません。一日一日必ず年はとっていきます。

最近、病院に更年期外来という専門の窓口が出来ました。それほど更年期を迎えた方に、特有の病気が増えてきているということです。

とくに女性。食文化の変化に伴って、栄養豊かな高タンパク、高脂肪、高カロリーな食をたくさん摂《と》るようになったために閉経の時期が平均して遅くなりました。女性としていつまでも若々しいのは結構ですが、喜んでばかりはいられません。その食文化のために瘀血《おけつ》傾向がきつくなり閉経を迎えた途端、更年期症候群という、つらい症状があちこちに出てきます。

女性だけではありません。男性にも更年期はあると知られるようになり、遅ればせながら、男性の更年期症候群も増えています。

陰陽五行論に納得して、〈五味の調和〉を応用して、気付いたときが機会《チャンス》と思って、今から食生活を改善するなら問題はありません。だけれども、いたって健康で、こんな豊かな時代に素食少食、ごはんに梅干しだけなんてと、人ごとのように思っていると、食生活の習慣が積もり積もって大変なことになります。脅かすわけではありませんが、人生の節目のときを境にして、体調が悪いほうに変化する方が多くいらっしゃいます。

たとえば視力・聴力の低下、五十肩や膝関節痛など、ちょっと不快を覚えるといった最初の病《やまい》のシャワーを浴びたとき、今までの食生活を見直す機会《チャンス》が与えられたと受け取って下さい。痛みも五臓六腑からのメッセージなんです。重要な証《しょう》として、治療の方向性を示してくれる有り難いものなのです。

ところがそうは思えずに、痛みには鎮痛剤というような間違った安易な方法で治そうとしますと、親方の五臓六腑そのものが傷《やぶ》れて命にかかわる歪《ひず》みに発展しかねません。体の表面に出る不快な症状・痺《しび》れ・痒《かゆ》みなどは、体の深いところにある大切な五臓六腑からの悲鳴だと考えて根本治療をなさいませんと、また新しい違う病を発症させ、健康と縁遠くなってきます。結果的には慢性化して一生病と付き合わなければならなくなります。

食による体の歪《ひず》みは、知らず知らずのうちに日々少しずつ蓄積して出来上がったものです。年齢と同じ歳月をかけて作られた今の体ですから、いきなり急に変化させるのは、とても危ないことです。とくに高齢者であればあるほど、直ちに良くなる治療薬や治療方法は危険だと考えています。

コツコツ積み重ねてきた結果の歪みであり、症状なのですから、それを正していくときもコツコツと時間をかけて継続していくことが大切です。

怠けず、あきらめず、本筋の食養生を続けていく中で、気付いてみれば不快な症状が軽くなっていた、痛みも感じなくなった、というふうに回復していくのが一番理想の姿です。

私は確かに漢方大好き人間ですが、学んだこと、聞いたことを、そのまま鵜呑みで伝えたりいたしません。必ずまずわが身で試してみて、ときには家族をも実験台にして、まっことまっことと納得したことでなければ、人様にお勧めしない、これは医療者としての私の拘《こだわ》りです。その私が病んだり、老け込んでしまっては、お手本にもなりません。

ちなみに、わが家では一カ月に一回ほどは気晴らしを兼ねて上等のごちそうを外で頂きますが、日常のわが家の食生活の基本は一日梅干し三個、ごはんに味噌《みそ》汁、ゴマペースト、副食は大方鹹味《しおあじ》の効いた野菜です。食事の後も体が欲しませんのでお茶も大方飲みません。計量したことがありませんので定かではないのですが、味噌汁、日本酒などの水分を含めても一日一ℓも飲んでいないと思います。それで全く血圧は問題なしです。同じことを実行して健康になった患者様もたくさんいらっしゃいます。

だから大丈夫です。わが家の食卓を目にした方が、「いつもこれだけですか」と、あまりの粗食に驚かれて、「ご不自由ですね」と同情して下さいます。でも私は常に空腹でいますから、そういう食事を大変おいしく感じていますし、

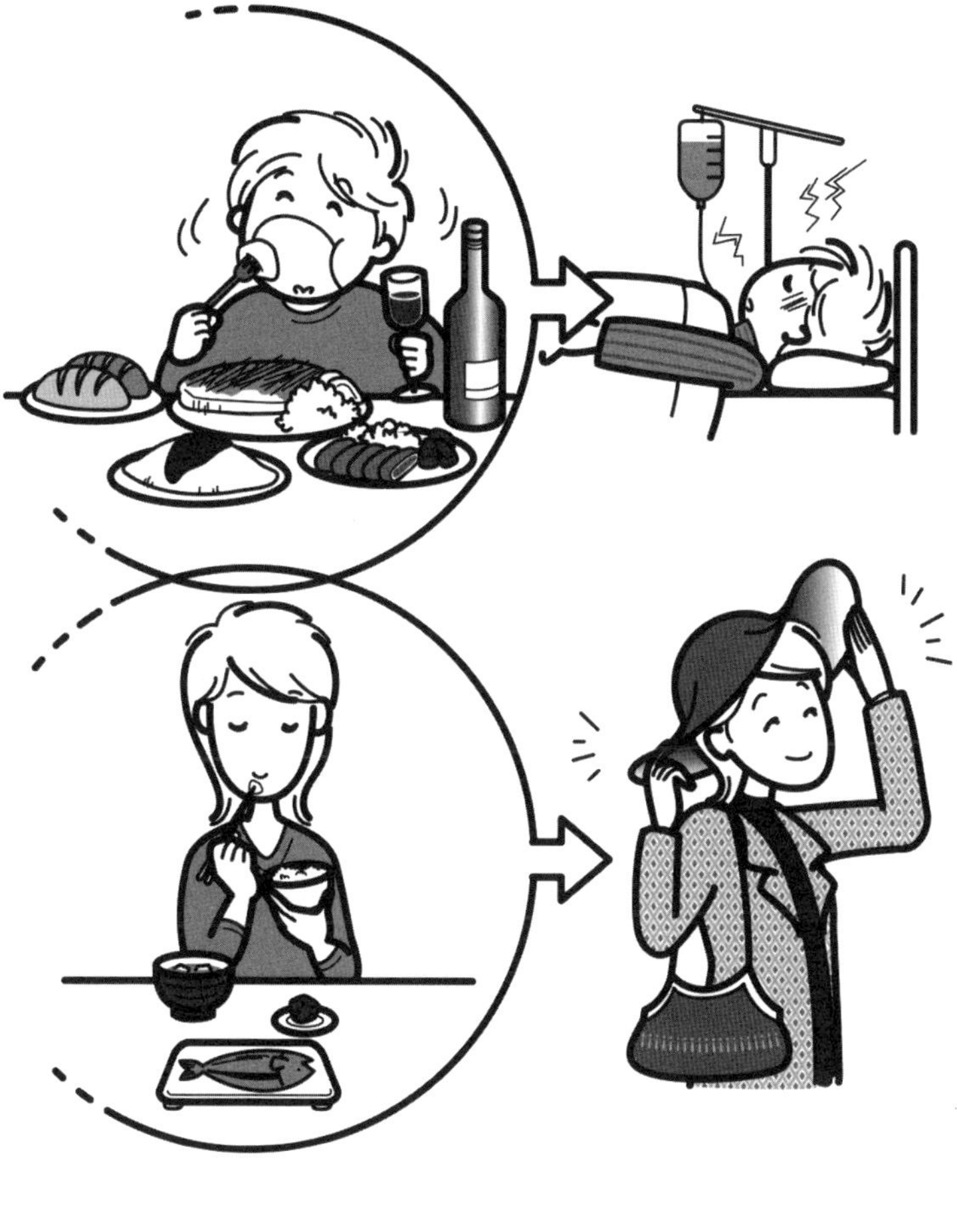

同情して下さる方たちより元気です。病気知らずで、年齢より若く見られます。それが証《あかし》です。

須藤式食養生を実践して頂くと、体質が変わります。元気になります。たとえば病気でなくても何となく朝起きづらい、疲れがとれない、気力の劣えを感じるといったことは、加齢と共に肝・腎の働きが低下して余分の水を体内に多く抱え込んで〝陰〟の体質に変わってしまったためです。そういうときは、意識していつも召し上がっている鹹味・辛味を普段よりも多めに摂《と》って、水分をひかえるだけで体調が変わります。朝はシャキッと起きられますし、若い頃のように数時間の睡眠でも充分、活動的になります。

体が健康になると精神にまで影響して、本来ならショボくれた人生だった高齢の方が、はつらつとして生活を楽しみ、そして若々しい。そういう元患者様が大勢いらっしゃいます。

そうなるとシワも少なくなり、シミも消え、黒髪を長く保つことも漢方の理屈からいうと可能です。実際そうなった方もいらっしゃいます。

体は正直です。食生活を正して、来た道を戻って共に若返りましょう。生涯健康であるために。

現代科学が証明するもの

割れたガラスは修正できませんが、人間の体はガラスのような無機質なものではないのですから、修正は可能なはずです。

トカゲの尻っぽは切られても、ちゃんと元の姿に再生するように、命あるものは驚くほどの自然治癒力と神秘的な復元力、再生力を持っています。

それを細胞レベルではっきりと証明されたのが、京都大学再生医科学研究所の山中伸弥教授です。ｉＰＳ細胞（人工多能性幹細胞）を皮膚の細胞から作り出すことに世界で初めて成功されました。iPS細胞によって神経や筋肉、将来的には臓器の細胞にも分化させ得ることが出来るだろうということで、大きな期待が寄せられています。

実際、一個のiPS細胞から実験的に皮膚の細胞や神経の細胞を増やす過程がテレビでも報じられて、一大ニュースになりました。

また最近、京都府立医大で心臓の細胞を試験管で増殖させ、もとの心臓に戻すことによって健康な心臓を再生する実験が成功したというニュースも伝えられました。

このニュースを耳にしましたとき、私は狂喜しました。なぜなら、これこそが私の治療の結果を科学的に証明してくれる情報となっていくと思われたからです。試験官の中でも出来ることが、素晴らしい人間の体の中で出来ないことはないからです。

長期にわたり食を中心にした治療を続けて下さる患者様の中には、ニキビ跡でおうとつの多い皮膚がつるつるになった方、縮れた髪の毛が直毛になった方、非対称の目の大きさ・位置が左右対称になった方、さまざまに今の医学常識では考えられないことを多く経験させて頂いています。表《ひょう》で生じていることは裏《り》の五臓六腑でも良い変化として起きていると推察できます。この延長線上に私の治療法があります。

体の細胞の材料になる正しい命ある食を口から入れてあげますと、人間にはトカゲのシッポのように歪んだ部分を修正する能力が備わっているのです。それに気付かせて頂いたので、今の私の治療方法が確立してきたのです。それもこれも食を中心にする治療をお続け下さる患者様がいてのおかげです。

人間は生まれ変われる能力を確実に備えております。そうでなければ私の患者様方に起こる現象の説明が出来ません。とにかくこのニュースは薬系漢方家としての人生で一番嬉しいニュースでした。

現在でも、飼料にパプリカを混ぜたものをニワトリに食べさせますと、見栄《みば》えのいい赤みを帯びた卵黄の卵を産むようになるといった例、または柔らかい霜降りの肉を作るため牛にビールを飲ませたり、いろいろ飼料に工夫したものを混ぜるといった例も、すべて口から入る食べものが体に影響し、体を作る証《あかし》です。

あなたも漢方家

―症状別漢方の見方と簡単な養生法―

セルフチェックのすすめ

病院へ行くと血圧、血液検査に始まって、やれエコーだCTだと医師の診断を受けるまでに、ともかく検査検査で、高齢の方など検査疲れで病気になりそうよという、笑えないような会話を聞くこともあります。

確かに早期発見、早期治療を合言葉に、現代医学の検査技術の進歩はめざましく、多くの方々が多大な恩恵を受けておられます。片や漢方医薬学では、当然のこととしてそういう検査技術はありません。そこがサイエンスに成り得ない大きな壁として指摘される点でもありますが、漢方における検査とは、いわば「証《しょう》をとること」です。

大がかりな検査を受けなくても、今の健康状態を自分でチェックできる方法があります。渡邊先生が提唱された「健康十二則」です。

(1) 平常心
(2) 快眠
(3) 臓腑器官の無意識
(4) 平脈（正常な脈）
(5) 安息（正常な呼吸）
(6) 快大便
(7) 精力（男性）、生理（女性）が順調
(8) 快小便

(9) 皮膚の乾は○　湿は×
(10) 快食
(11) 頭寒足熱
(12) 腹証・長寿線

漢方では、病名がついた方の病気を治すだけでは不十分と考えます。むしろ病名がつかなくても、正常なあるべき姿から、どんな具合に歪《ひず》みを起こしているかを知って、早目に対策を講じることを旨としています。

「上工（立派な医師）は未病を治す」という言葉が示すように、出来るだけ歪みが軽度なうちに補正するのが優れた医療であると漢方医薬学では考えます。

生涯未病のまま生き生きと暮らしていけるように、この健康十二則に従って、時々はセルフケアとしてチェックしてみることをお勧めします。

各項目の言葉は簡潔で、わかりにくいものはないと思いますが、少し補足して説明しておきます。

⑶臓腑器官の無意識というのは、体のどこも意識せずに活動できている間は正常ということです。胃が重い、腰のあたりが痛い、眼がチカチカするというように、体のどこかが気になるときは、必ず歪みが生じているという証《あかし》です。

⑷平脈というのは、本来、東洋医学独自の脈証を指します。厳密には脈証は少々専門的なことで難しいですので、セルフチェックとしては手の甲の血管が夏は浮いて、冬は沈み、左右対称の速さで巡っていると覚えて下さい。現代人は水滞症状がきついため、冬でも脈が浮いている方が多くなっています。

⑼皮膚の乾湿度を知るためには、自分の手の甲で手掌《しゅしょう》を撫でてみるか、両手をすり合わせてサラサラと乾いたきれいな音がすれば乾とみますが、近年は乾き過ぎによる皮膚病で悩む方も多くなってきています。その原因の多くは瘀血《おけつ》のためであり、ドライ状態がいつも〇《マル》とは限りませんので要注意です。

⑾頭寒足熱は一般によく知られる格言ですが、頭脳労働が多くストレス社会

の現代では多くの方が頭に血を上げて健康とは逆の頭熱足寒になっています。水と鹹味《しおあじ》のバランスを取り、体を良く動かしましょう。

⑿腹証は、腹部を指で押してみて異状なしこりや圧痛を感じるかどうかをみます。正常であれば指関節一つ分はスーッと入るぐらい柔らかです。また長寿線というのは薬師如来像の腹部に見られるような線で、腹中に歪みがなくなると出来ます。おヘソがまん丸であるほど健康長寿ですが、おヘソが下や横に引っぱられて柿の種のような楕円形になっていると正常でない証とみます。

なお、⑵⑹⑻⑽の快眠・快大小便・快食は説明するまでもなく、健康であるための基本です。これが日々快調であれば、体のリズムは整っている証《あかし》であり、まずは問題ありません。

健康十二則の中で、とくに注視して頂きたいのは、「平常心」というのが第一項目に挙げられている点です。この域に達するのは大変難しく、難しいからこそ第一に揚げてあります。嬉しいときも、悲しいときも、感情をあらわに出さずに坦々と日々を過ごすことです。

近ごろはスポーツ選手が「平常心で頑張ります」などと使っているのをよく耳にしますが、陰陽でいうところの平《へい》、常に平《たいら》な心でいることが健康の第一条件、漢方医学の底流には心身一如の考えが貫かれているのです。

そのことを理解した上で、出来れば定期的にチェックする習慣を身につけて下さい。身も心もすこやかに、セルフケアに努めましょう。

症状別漢方の見方と養生法

異病同治と同病異治を大きな特色とする漢方医学では、違う病名であっても病気になる原因が同じであれば、治療法はほぼ同じ、という場合がよくあります。それが異病同治ということであり、反対に同じ病名であっても、〝証《しょう》〟の違いによって人それぞれ治療の方法が異なることを同病異治といいます。

繰り返しになりますが、漢方医学では、まず陰《いん》の体質か、陽《よう》の体質かに分けて病気の原因を考えます。それを基にして個別に、詳細に対応する治療法が確立されております。それが漢方は〝個の医学〟といわれる由縁でもあります。同じ方であっても、日々体調は変わります。陰に転じたり、陽に傾いたりします。その時々の体質を的確に判断し（証《しょう》をとる、といいます）、処方する薬も量も変えていきます。そうすることによって方証一致《ほうしょういっち》となり、病状の改善がはかれるわけです。

ただ直接、私が多くの患者様と毎日対面して、そのつど薬方を変えて食養生の指導をさせて頂くのは物理的に不可能です。そこで定期的に勉強会（忍冬《にんどう》の会）を開いて患者様はじめ、ご家族や友人知人の方々自身に陰陽五行論の基礎知識を学習して頂いています。

話がそれますが、ここで忍冬の会について少し記しておきます。同会は患者様の集まる会で、私は血のつながっていないファミリーだと申し上げております。治療は長期にわたる場合が多く、その途中で行きづまったり、落ち込んだりします。それは誰もが経験する同じつまずきであり、落ち込みです。先に行く先輩患者様より、治療の過程で苦しかったことや、自分が思っているほどには治療効果が上がらないときもあるんだというような体験談をお話し頂いたり、工夫した独自の養生法をお話し頂いたりアドバイスを受けたりすることによって納得し、勇気づけられたりしますと、痛みが軽減したり、治療効果が上がることがあります。

そのような修行に似た患者様ご本人の努力があってこそ現代医学でも治療効果の上がらない病気も時間経過と共に良くなってまいります。その過程が冬を忍んで咲く忍冬（スイカズラ）の花に良く似ているところから私の患者様の会を〝忍冬の会〟と名付けています。有り難いことにこの会には良くなり患者を卒業なさった方もご出席くださいます。ちなみに表紙の絵がニンドウの花、別名金銀花《キンギンカ》です。患者様の樋上千哲様がお描き下さいました。

話を元に戻しますと、陰陽五行論に則った食味食性を応用して、家庭で作る〝食〟で体を温めたり冷やしたりして自然界と人体、人体と漢方薬とのバランスを日々整えていく。その身についた正しい食養生で治療効果を上げる。これが須藤式の大きな特徴です。

ですから自分は陰の体質か、陽の体質か、そのときの状態で判断した体質をずっと固定化して考えてしまうと、治療に大きな間違いが生じます。戸惑うことにもなります。

とくに慢性病、難病の方は治りきるまで長い道程《みちのり》になります。途中で落ち込むことなく、常に前向きに自分の病気は自分の力で治すものだと自覚して下さい。医療者は、あくまでも協力者にすぎません。

そのことを踏まえた上で、代表的な病名と、それに対する漢方的な考え方、治し方を参考として簡単に紹介します。

アトピー性皮膚炎

いくら長引く場合でも三十歳を過ぎるころにはほぼ完治すると、かつてはいわれていましたが、近年、長期化する方が多くなり、中には五十歳になっても症状が改善しない方もいます。

アトピーに限らず皮膚炎の初期は、体内の余分な水が大腸に溜まって、その水が捌《さば》きされず、その反応器官である皮膚に発症します。とくに子供のアトピーは五臓六腑がまだしっかりと形成されていない幼児期に、親が良かれと思って与えるタンパク質の多食によって肝経が弱った結果とみます。

長期化してこじらせますと腎・膀胱経から脾・胃経にまで歪《ひず》みが及び、その上、瘀血《おけつ》傾向がきつくなり、アトピー特有のさまざまな症状が全身に広がって、治癒するまでに相当の時間がかかることになります。

初期の段階であれば、もちろん治りは早いわけですが、いずれにしろ治療の基本は食養生です。余分の水抜きです。雨の降る日、夕方より夜にかけて湿度が高くなるとき、かゆみが増します。また便秘したり、女性であれば月経前には瘀血のために皮膚は一時的に悪化します。飲食の量をひかえ、ごはんに味噌汁、緑色野菜のおひたしに梅干しという代表的な鹹味《しおあじ》の効いた日本の伝統食に変えて常食しますと、時間は多少かかっても結果的には確実に早く治せます。皮膚の再生をスピーディに促すゴマペーストを常食することもお勧めします。

花粉症

春ともなれば、マスメディアが花粉情報を毎日ニュースで放送するのが日常的になりました。自然破壊が進み、花粉を出す植物が少なくなっているのにどうしてなのでしょう。また、農村部よりも都市部に多く発症しています。この社会現象のために企業の健康保険組合は、財政難に陥るほど患者が増大しています。

漢方の論理からこの症状を解明しますと、冬の間、その季節の守りの味の鹹味不足のために、小便として利水できなかった余分の水が、春の陽気に誘われ上昇し、鼻の穴から排水している現象と考えます。

また、春は五行論から申しますと肝、胆経が傷れる時期です。その上に、現代の添加物の多い食品、過剰労働、肉類の過食により、最近の日本人は肝経が弱っています。そのために肝経の出先機関の眼に症状が出ます。上がった〝気〟を下げる春の恵みの山菜、菜の花、春菊などの苦味野菜を鹹味を効かせて食します。それと共に肝の守りである酸味を使用した料理を常食します。節分の時の恵方巻きやひな祭りのちらし寿司など、春の祭りに代表される料理も、それらを考慮した昔人の知恵です。

スピーディーに症状を解消なさりたい方は、手のひらが乾くまで水分の摂取量を控えて下さい。味噌汁などの鹹味のある水分は少量ならばお召し上がり下さい。日、一日と、首から上の症状が緩和されて参ります。ご飯に味噌汁、お浸しなどの日本食を召し上がっていますと、食物に含まれている水分だけで、大方必要な水分は補えます。湿度の高い日本国ではそれだけで丁度よいのです。

変則的に苦味、酸味を多く、節水をなさった食養生の後は、梅干を加味した野菜の多い純日本食をお続けになられますと、体質が変わり花粉症は勿論、風邪もひかない健康な体に変われます。

逆流性食道炎

胃の切除もしてはいないのに、この病気に罹患する方が増えているようです。本文中に度々記載しましたが、胃内停水が多いうえに、〝頭寒足熱〟になっていないために生じます。水分量を控え甘味と鹹味を増やします。具体的には、白がゆに鹹味をきかし腹六分目以下に食し、それを不快な症状が取れるまでお続けになることです。その間酸味は、胃経の相剋（末尾の五味の調和表を参考に）となり症状を悪化させますので中止します。健康に良しとします梅干も一時的に控えて下さい。合成薬を服用するよりは、短時間で副作用もなく病状は解消します。

AGA：壮年性脱毛症（若はげ）

この病もテレビニュースで放送される程に、社会問題になっているようです。直ちに命にかかわる症状では無いにしても、その容姿のために人生に気おくれし、人間関係がスムーズに行かず、仕事や結婚においても支障が出ている方が多くなってきています。まずもう一度33頁をお読み下さい。人間の口から肛門までを一つの管と考えた場合、鹹味不足ですと、スムーズに下の穴から小便が出し切れませんので、体内に残った余分の水は、体表から汗や気体として水分代謝を始めます。ですからその方々と握手をしますと、手は湿っていらっしゃるでしょうし、頭からは湯気が出ているように熱く、健康であるための条件〝頭寒足熱〟の逆になっています。昨今の水飲み健康法、減塩思想がこんなところにまで影響を及ぼしています。甘いジュース、果物などを中止し、食事ごとに梅干を食し、同時に気を下げる苦味野菜（末尾の五味の調和表を参考に）の〝おひたし〟を召し上がり、手の平が乾くまで水分を控え、その結果、頭寒足熱の状態になりますと産毛が生え始めます。塩コブなどを常食なさいますと、その効果が速く現れます。男性だけでなく女性も同様です。ただ女性の方で瘀血傾向（血の汚れ）がきつい方は、漢方薬でその処理を致しませんと効果が現れづらいです。不眠症、常習頭痛などの症状も、ほぼ同様の養生で解消します。

突発性難聴

加齢により耳の聞こえが悪くなるのではなく、三十才代から五十才代に突然耳の聞こえが悪くなったり、全く聞こえなくなったりする病気です。現代医学では原因が解明されていないので、しっかりした治療の方法はありません。ですが漢方医学では耳は少陽の位置に属し、肝、胆経絡が傷れ、またその上に体内の余分の水が多く〝頭寒足熱〟の逆の〝頭熱足寒〟になっているために発症すると考えます。夏の間に多量の鹹味のない水分を摂取し、夏の暑さで体力を消耗し肝経が弱った時に発症します。ですから十分の休養を取り、しっかりと酸味と鹹味を利かした食物を腹八分目以下に召し上がることです。気温の高い秋口に出現することが多いと感じています。酸味を召し上がります時は、甘味を足しませんと胃の不調を招きますのでご用心をして下さい。この養生を頭に置き翌年の夏をお過ごしになりませんと、同様の現象がまた、出現します。加齢と共に治りづらくなります。夏の水分摂取の多い時は、他の季節より多めの塩梅が必要となります。漢方薬を服用しながらですと比較的短時間で解消します。

認知症

日本は、世界でも群を抜いて平均寿命が長くなり長寿国となりました。大変喜ばしいことではありますが、その反面、認知症に苦しむ方が近年急増し、その方を支えるご家族のご負担は言葉に表せないほど大変になってきております。また、ご高齢の方ばかりではなく、社会の第一線で活躍なさっている中年の方にも病が忍び寄ってきています。いろいろな原因は考えられますが、若い方の認知症は、ストレスにより常に頭に充血させた状態〝頭熱足寒〟が長時間続いているために、脳内環境が悪化しているのではと考えています。自然界を観察しましても、流れないものは腐っていきます。人体も同様です。〝気〟が頭からつま先まで巡っていないのです。漢方医学の物差しの五行論から申しますと、肺、大腸経の守りの味でありますす辛味は〝気の病〟も治す力を持っています。その辛味不足の人生が長かった方々です。辛味の中には日本酒、ワイン、焼酎などの気を晴らすアルコールや、シソヨウ、チョウジ、ハッカなどの香りの高い食品、また、昨今、認知症に効果があると話題になっていますす陳皮（ミカンの皮）も含まれています。漢方医学の歴史を考えましても〝気〟の病を治す気剤はほとんどが辛味の中に配当されています。現代のストレス社会を生き抜くためには香辛料が必要です。最近は冬でも体を冷やし気を下げ、湿度の高い日本の風土に合わないビール、コーヒーなどの飲物を好む傾向が多くなったことが重なり、患者数が増大していると推察しています。

また、ご高齢の方は、前記の原因の延長線上に症状があります。時間経過の結果、血管内は瘀血（血の汚れ）状態がひどくなり、その上運動量も若い頃より少なくなるために、重力に逆らって心臓より上の頭に血液を送ることが困難になっています。ある年代からは、血圧は若い頃よりも少々高くなくては肉体を健康に維持できません。近年の多くのご高齢者は、若い方と同様の血圧に近づけようと降圧剤を服用していらっしゃるために、脳に充分の血液を送れません。脳溢血で倒れた時の大変な日常を回避するための治療ではありますが、かたやこの様な社会現象を引き起こすことになっているのです。いずれにしろ冷えによる病です。他の病と同様に余分な水分を控え、塩梅よく鹹味を摂り、その上で香辛料を朝、夜に召し上がって下さい。具体的には、甘酢に漬けた生姜を、ご自分に合った量を、毎日コツコツとお召し上がり続けて下さい。漢方薬は瘀血剤とゴオウ、ジャコウ製剤を服用します。そして大切なことは、血管の補強のためにゴマを年と共に多く食して下さい。血管が破れづらくなります。

若い頃より、日本の風土に根付いた日本の伝統食を腹八分目に召し上がり、ご自分のことはご自身で処し、よく歩き、多くの仲間を作り、何事にも興味津々の人生を送っていらっしゃいますと、発症しない病です。それを実践し九〇歳過ぎても元気もりもりと現役で仕事をしていらっしゃる医療仲間がいます。

熱中症

水の代謝異常によるもので、鹹味のない水分補給はかえって症状を悪化させます。詳しくは本文「常識や固定観念は捨てて下さい」の項（76ページ）を参照して下さい。

不妊症

原因は冷え。体を温める事は、漢方的に申しますと必要以上の水を飲まない、また余分の水を除くことです。除くための味は、腎経の守りの鹹味《しお》が塩梅よく食べられているかにつきます。人間の構造上、水を多く抱えている一番大きな袋は大腸です。子宮は腸管の下にありますので、腸管の余分の水で子宮を冷やしている方はなかなか妊娠できません。また、女性は七の倍数で体が変化します。二十一歳を過ぎますと、段々と体が陰（冷え）に傾いてまいります。女性が社会進出しはじめたことは喜ばしい事ですが、男性と同様に活躍なさっていますと、男性脈となり、子宮でなく頭中心に血液を回し始めますので、結婚願望の思いが湧いてこず、婚期を逃しているのが現代の大方の図式のようです。せめて家庭に戻られますと、仕事のことは忘れ、のんびりと入浴を楽しみ、また、下半身を温める服装に着替え、しっかりと塩梅よく鹹味の効いた食物を食す事です。良い物を食べる前に、体を冷やす果物、白砂糖、生野菜、季節外れの野菜を口にしないのが肝腎です。この養生を徹底なさいますと、生理がある間は妊娠が可能です。男性不妊症も同様の養生です。昔から〝風邪は万病の元〟

と申しますが、〝生理痛は万病の元〟と置き換えても良いくらいに、経験的に事実だと考えています。生理痛も同様の養生で良くなられます。生理痛がある間は妊娠しづらいですし、もし妊娠なさっても流産、難産などの可能性が大です。日本国の未来のためにもご自身の健康のためにも〝頭寒足熱〟を心がけて下さい。

便秘

便秘して何日目かに排泄した大便がバナナの太さより太ければ、体が熱に傾いているとみます。この場合は酢のものや苦味の量を増やして食します。

反対に軟便や下痢便、あるいは兎糞とかコロ便は、体に冷えがあるためであり、鹹味、辛味のものを多く摂ります。

また、体全体を見て髪が赤い、目が赤い、手掌部が赤いときは熱性便秘。手足が冷えるとか腹鳴りがして渋り腹になっているときは寒冷性便秘と考えます。

世間にはよく、こんなに繊維の多い野菜を食べているのに便が全く出ないと訴えるご高齢の方がいますが、加齢と共に体が陰《いん》に傾いています。その上、陰性の食品を多食するため大腸の働きが弱まって便秘になります。大方の日本のご高齢者は冷えによる便秘ですので、夕食には少しのお酒を飲むようにしたり、甘酢漬けの生姜を召し上がったり、通りを良くするゴマ豆腐にワサビを添えた食品を多食して下さい。大便・小便を通じさせる事は健康を保つ上で大変重要です。たかが便秘と思うなかれ。

＊

以上、別記した症例を見てもわかるように、日本人の場合、どんな病気でもその八割方は水毒症状が根本原因となって発生しています。それ故に、治療法の基本原則は、いずれも水をひかえること、鹹味を摂ることに集約されます。

そのことを押さえた上で、ここでは苦味、辛味とのみ記しましたが、その具体的な食材名については、「五味の調和」の配当表（巻末折込み）を参考にして下さい。

なお、食即薬《イコール》として苦味を口にする場合、コーヒーや紅茶など液体の飲みもので補うと水分過剰を招くことになり、かえって逆効果です。あくまでも食べるもので摂取するように心掛けて下さい。

意外に思われるようですが、健康な方と、難病・重病で命ギリギリに体力が弱っている方は「五味の調和」に則って、同じように酸・苦・甘・辛・鹹の食材をまんべんなく摂り入れて、バランスよく食べることが大切です。ただし、摂取する量の違いは当然あります。また健康な方は問題ありませんが、病気の方に対しては調理法の工夫も必要です。

よく考え違いして戸惑うのは、その中間の方たちです。命には別状はないものの何らかの病気を患っている多くの方の場合、病状に応じて一時期、五味のバランスの量を極端に変えて自身の歪みのある臓腑を守る味と次に病が波及する臓腑の味を多食し、傷《やぶ》れた臓腑を剋する味を減らします。たとえば肝の病は酸味と甘味を多食し、辛味を極端に減らします。〈五味の調和〉の配当表の相剋・相生の法則を参考にして下さい。

これが、「上工は未病を治す」につながる食べ方で、治療の真骨頂です。慣れるまでに少々時間がかかりますでしょうが、まず実践して下さい。このバランス医学が身につきますと、一生健康に過ごせること受け合いです。

あとがき

私の薬局は予約制です。いつごろからか、来局される患者様が多くなり、治療効果の上がった方々の紹介がなければ新しい患者様をお引き受け出来なくなりました。

もしお引き受けすることになりましても、来局して頂くまでに少し日数を要します。ですからそのときまでに紹介者の方より須藤式漢方治療と〈五味の調和〉に則った食養生についてお話をして頂き、ひととおり納得された上で、予約日までの期間に即刻食養生を実践して頂ける方であることを条件としています。

本文でも再三述べましたように、須藤式は水をひかえましょう、鹹《しお》を摂《と》りましょうと主張します。それを怖がって疑う方であれば治療になりません。とても私の患者様として責任をもってお引き受け出来ないからです。

ただし、いったんお引き受けして来局して頂いた限り、その方の人生まるごとお引き受けする覚悟ですから、来局者お一人お一人と向き合う時間は短くても三十分、だいたい一時間はたっぷり費やします。

そして必ず初めに申し上げます。

私が治すのではありません。治りたいと思うあなたのお手伝いをするだけですよ——と。

薬局は保険がききませんので、医療機関より来局者は少人数です。ですから患者様の愁訴《しゅうそ》や病歴、不安などを充分に聞いて差し上げられますし、薬についても納得されるまで説明いたします。帰られるときは安心して笑顔を見せて頂けるように努めていますので、ときには二時間もお話しする場合もあります。

そんなにたっぷり時間をかけて一人の患者様と向き合えるのも、漢方薬局なればこそです。

また、一年に何回か一般の方に向けて講演会を開催し、少しでも健康で末長い人生をお過ごし頂けますように社会貢献させて頂いております。

病気になりたい方などいないのと同じように、病気と一生お友だちでいたい方もいないはずです。体のあちこちに不快な症状が表われて、「加齢ですね、治りません」と医師から言われたり、症状が重く手の施しようがないと言われても何とかして治したい、助かりたい、健康な体に戻りたいと願うのは当たり前のことであり、切実な願いだと思います。あるいはまた、今は病気でなくても生涯元気でありたいと望むのも、人として至極素直な望みです。

誰しもが抱くそういう健康への扉を開く鍵が須藤式漢方治療法にあることを本書で知って頂ければ幸いです。

ただ残念なことに、冒頭でも述べましたように薬局漢方はエビデンス（科学的根拠）が示せません。実体験された方々の確かな証《あかし》はあっても、現代医学が求めるデータもエビデンスも明確には示せませんし、現代が求めるサイエンスには成り得ません。ですが考え方を変えますと、江戸時代から綿々と続いている伝統医学の手法をそのまま継承しているのは薬局漢方だといえないでしょうか……。

明治以来、医療の現場は西洋医薬学一辺倒でしたが、現代は医学部でも薬学部でも漢方医薬学教育が義務づけられました。ということは、将来は漢方を知らない医療者は存在しなくなるわけです。いずれこの医学が市民権を得ることは確かです。私は今まで継承し学習してきたことを後輩に伝えていきたいと考えています。

須藤式漢方治療と食の養生法も、草の根運動のように一人から二人、二人から三人と亀の如き歩みであっても確実に広がって、未来へつながっていくことを期待しています。

この本をお読み頂いた方、あなた自身がその一人となって下さるなら、これに過ぎる喜びはありません。

平成二十五年三月十日

須藤　朝代

◈本書・紹介食品に関するお問合せ先

この本に関するご質問やお問合せ、本書でご紹介しております食品に関するお問合せがございましたら、下記までご連絡ください。

忍冬の会
〒615-0863　京都市右京区西京極堤町43
漢方相談西京極薬局内
忍冬の会事務局
FAX：075-200-4817

E-mail ／ kanja_nindoh@leto.eonet.ne.jp
URL ／ http://www.eonet.ne.jp/~nindou/index.html

須藤　朝代（すどう　あさよ）
高知県出身、薬系漢方家、学校薬剤師。
古方派を継ぐ昭和の漢方家・渡邊武に師事。また生体気診研究会の井上末男に師事する。自らの臨床経験に基づき、食即薬を実践する須藤式漢方治療法で知られ、その普及に努める。

西京極漢方治療研究会会長。
西京極薬局代表。
忍冬の会代表。

著書「あなたの病気治りますよ（忍冬の会）」

※本書は、平成23年3月に刊行された『あなたの病気治りますよ』に加筆、修正を加え、新装版として改題し刊行したものです

食は薬なり　―「漢方的」食のすすめ―

発行日	2013年3月10日（初版発行） 2017年6月19日（第2刷発行） 2021年6月28日（第3刷発行）
著　者	須藤朝代
制　作	北斗書房
発行者	吉村　始
発行所	金壽堂出版有限会社 〒639-2101　奈良県葛城市疋田379 電話：0745-69-7590　FAX：0745-69-7590 E-mail：book@kinjudo.com Homepage：http://www.kinjudo.com/
印　刷	株式会社北斗プリント社

ISBN 978-4-903762-09-8 C2047